その痛み、手術しなくても治ります！

椎間板ヘルニア・脊柱管狭窄症・変形性膝関節症・坐骨神経痛

はじめに

ひどい腰痛に悩む人が、整形外科を訪れました。すると医師は、レントゲンを指差しながら、おそらくこういうでしょう。

「ほら、ここの骨と骨の間の椎間板が狭くなっていますよね。これは椎間板が神経を圧迫しているからです。だから痛みが起こるのです」

「ここを見てください。骨が変形して棘が出ているし、椎間板も狭くなっていますよね。おそらくＭＲＩを撮れば脊髄が狭くなっていると思いますよ。これが腰痛や坐骨神経痛を引き起こす原因です」

「この椎体と椎体がずれていますよね。ここの骨も分離していますよ。これが腰痛の原因です」

診断は「椎間板ヘルニア」、「脊柱管狭窄症」、「腰椎すべり症、分離症」あたりでしょうか。

つらい膝の痛みをかかえた人であれば、医師はたぶんこういいます。

「関節の骨が変形していますね、これが原因です」

「骨と骨の間が狭くなって軟骨が摩耗しています。これが痛みの原因です」

そして、変形性膝関節症と診断されます。

いずれの場合も、痛み止めと湿布を処方され、しばらく様子を見ましょうというこことになります。悪化するようなら、手術することをすすめられます。

この本を手に取っているみなさんにも、似たような経験はないでしょうか。

手術を受けるかどうかについては、悩んでいる人も多いと思います。

自ら進んで手術をしたい人などいません。「それで痛みから解放されるなら」と思うから、いっときの苦しみに耐えて手術を受けるのではないでしょうか。できれば手術は避けたいというのが、私たち共通の感覚だと思います。

私の医院には、そういう方が数多く訪れます。そしてほとんどの場合、手術を受けずによくなります。私も整形外科医ですが、できるだけ手術をせずにすむ治療を患者さんにすすめているからです。腰痛に関しては、ここ5年ほど手術しなければ治らないような患者さんには出会っていません。

腰痛や膝の痛みだけではありません。坐骨神経痛、首から上肢、手指にかけての痛みやしびれ、股関節の痛み、足の甲の骨折……、これらの症状の患者さんでさえ、基本的に手術はしていません。

整形外科ですから、ぎっくり腰になった人もよくいらっしゃいますが、ほとんど這うようにして来院された方でも、5分後には自力で歩いて帰ります。

それはなぜなのか。

実は、現在多くの整形外科医が考える「痛みの原因」が間違っているからです。

誤解しないでいただきたいのは、私はいまの整形外科医が行っている治療を全否定しているわけではありません。手術して、実際によくなるケースもあります。

ただ、手術を受けたにもかかわらず治らない人や、再発したり、もっとひどくなったりする人がいるのも事実です。私はそういう人たちに、手術をする前に試してもらいたいことがあるのです。

私が行っている治療は、特別なものでも、高額な医療費がかかるものでもありません。ましてや、非科学的な怪しいものでもありません。

ごくごく簡単で、そのほとんどは保険が適用され、副作用もないものです。

本書でもくわしく述べますが、一部の研究者や医師の間では40年前からいわれていることですし、論文も数多くあります。

私は、それらの治療法を取り入れているだけなのです。手術しなくても治るなら、患者さんにとって、そのほうがいいに決まっていると考えているからです。

実は、私もかつてはレントゲンを見ながら手術をすすめる医師のひとりでした。しかし、手術をしてもいっこうによくならない患者さんたちと向き合ううちに「何かがおかしい」と思いはじめたのです。そして、私なりにさまざまな資料を集め、実際に試してみてその効果を確信するにいたりました。

現在、私が行っている治療は、1991年に開業してからこれまで27年間、約2万人の患者さんを診てきた中で培ったものです。

もちろん、それで必ずよくなるわけではありません。万能薬など存在しないのと同じです。

しかし、実際に手術をせずにすんだ患者さんをこれまで数多く見てきました。

その話をくわしくする前に、まず一般的な常識となっている「痛みの原因」の何が間違っているのか、本当の原因はどんなことなのかを、痛みをかかえるご本人にも知っておいてほしいと思います。

「痛いのは嫌だけれど、できることなら手術はしたくない」

そんな人にとって、本書が少しでもお役に立てれば幸いです。

清水泰雄

第2章　「まずは痛みを取り除く」が私の信念

痛み別のトリガーポイントと治療例

第3章　症例で見る痛みの取り方

第4章 自分でできるトリガーポイントテーピング

第1章

なぜ日本の医療は「痛み」を治せないのか？

間違いだらけの「痛み」の治療

◎日本人の4・5人にひとりが腰痛持ち？

日本では、2800万人もの人が腰痛に苦しんでいるといいます（厚生労働省「国民生活基礎調査」2013年）。単純計算すると、日本人の4・5人にひとりは腰痛持ち、ということになります。人口には幼い子どもや若者も含まれるので、成人や高齢者に絞ると、その割合はさらに増加することでしょう。

私の病院にも、毎日のように腰痛に苦しむ人が数多く訪れます。そのうち約7割が、70歳以上の方です。

また、高齢者に多く見られるのが、足や膝の痛みといった坐骨神経痛、少し歩くと休み、また少し歩くと休むという症状が特徴の間歇性跛行《かんけつせいはこう》などです。

間歇性跛行はどちらかといえば男性に多く、女性は腰痛と坐骨神経痛を訴える傾向があります。単独症状のケースは少なく、痛みとしびれなど複数の症状が出ていることがほとんどです。対照的に、若年層や壮年層は、慢性の腰痛やぎっくり腰など、単独症状での来院が多いのが特徴です。

個人差はもちろんありますが、慢性的な痛みに苦しんでいる人はとても多いようです。

◎画像に頼りすぎる整形外科医

そもそも、腰痛や膝の痛みはなぜ起こるのでしょうか。

この本を読んでいる方なら、椎間板ヘルニアという言葉は聞いたことがあると思います。椎間板ヘルニアとは、椎間板が突出して神経根を圧迫するため、腰や坐骨神経痛を起こすとされています（左ページの上図参照）。

ほかには、老化によって脊髄を保護している脊柱管が狭くなることで足腰に痛みやしびれをきたす脊柱管狭窄症などもあります。間歇性跛行も、脊柱管狭窄症の症状のひとつだといわれています（左ページの下図参照）。

膝や股関節の痛みの場合だと、たいていは軟骨がすり減って関節が狭くなる変形性膝関節症であると診断されます。

たしかに近年は、レントゲンやＭＲＩの登場で「目で見てわかる」ようになったため、そうした診断が容易になりました。レントゲン画像やＭＲＩを見ながら医師から説明を受けた患者さんも納得しやすいですし、椎間板が神経を圧迫する、軟骨がすり減る、というのは、もはや一般常識にさえなっている気がします。

しかし、果たして本当にそうなのでしょうか。

１９９５年に、国際腰痛学会が「腰痛のない人」を４０００人集めてＭＲＩを撮ったところ、76％の人に椎間板が突出したヘルニアが見られ、85％の人に椎間

腰椎椎間板ヘルニアのしくみ

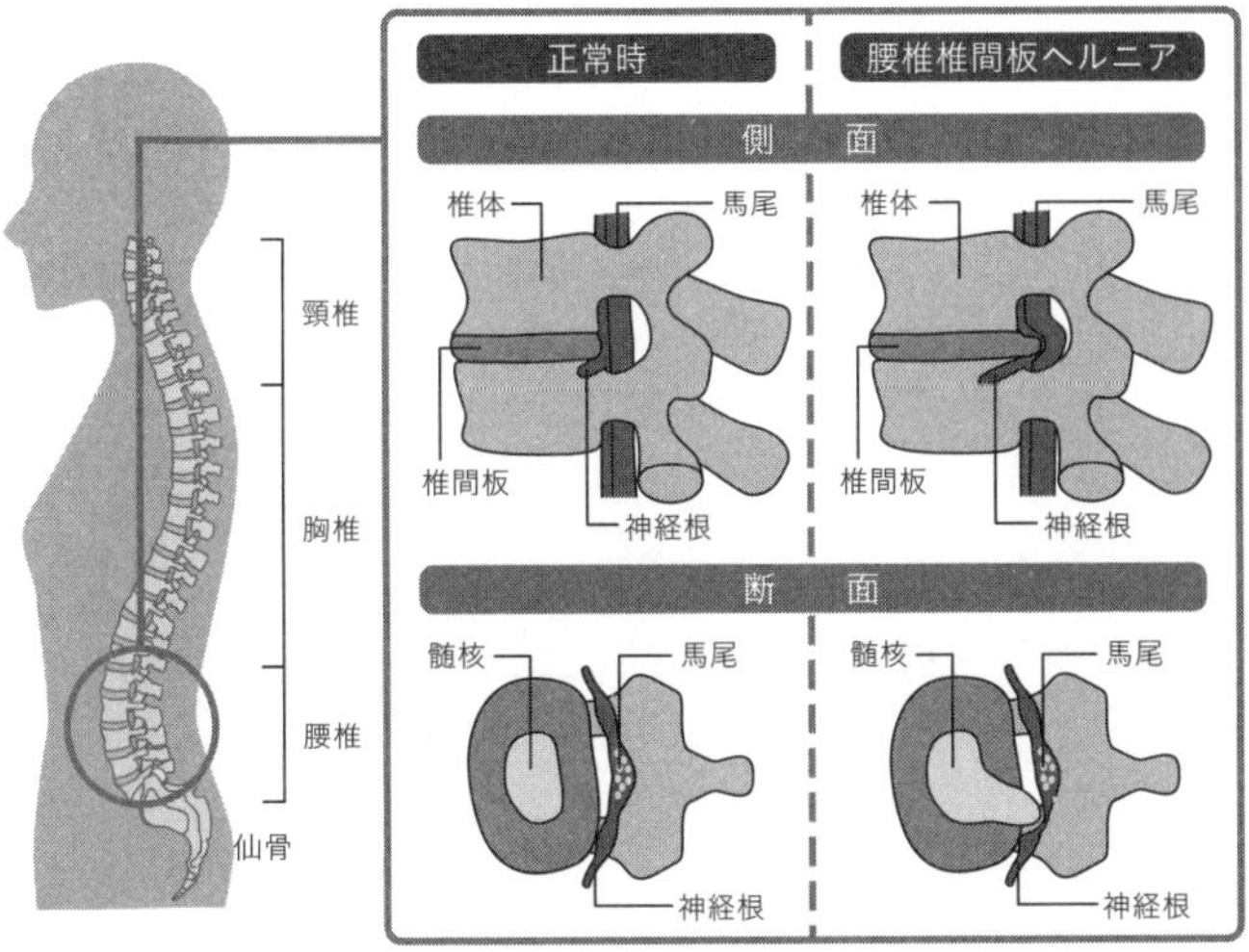

腰部脊柱管狭窄症のしくみ

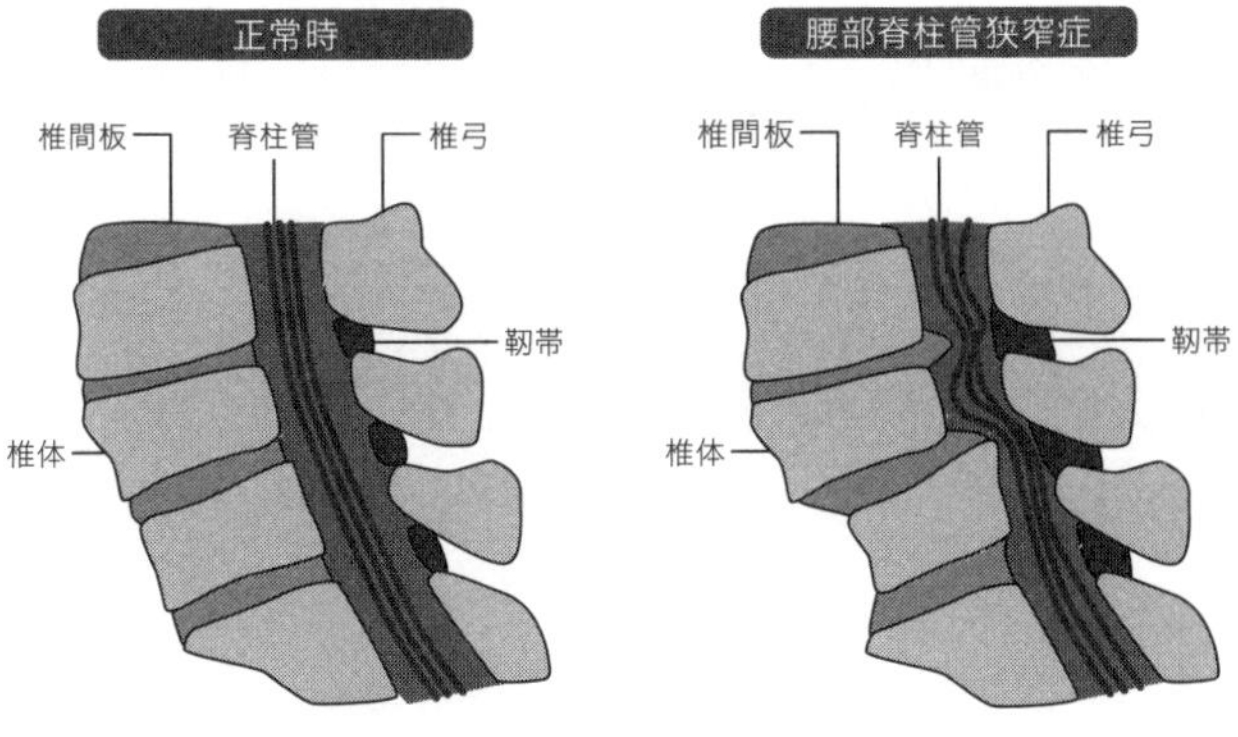

板変性が見つかったという研究結果があるのです（下グラフ参照）。

通常、整形外科では足腰などに痛みを訴える人に対してレントゲンやMRIを撮るわけですが、このレポートの興味深いところは、あえて痛みを感じていない人を集めたという点です。

つまり、広く調べてみたら腰痛持ちではない人の大多数が椎間板に、なんらかの「異常」をかかえているということがわかったのです。

さらに年代別に見ても、20、30代、

「腰痛のない人」の椎間板

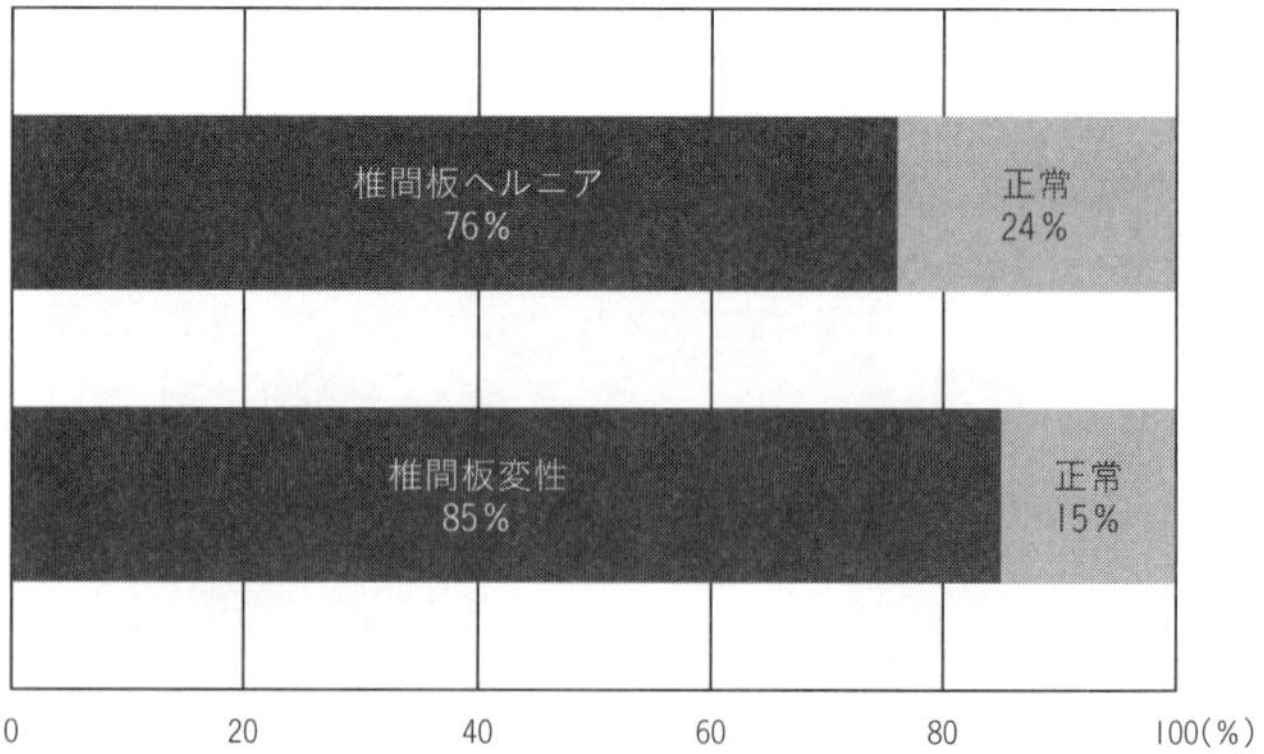

Boos N. et al : Spine, 1995
※国際腰痛学会（ISSLS）にてボルボ賞を受賞した研究の一部

40、50代、60歳以上の健康な人にもかなり、「無症状」な椎間板ヘルニアや椎間板変性が見られることもわかりました（下グラフ参照）。

また、一般的に腰痛と職業には関係があるといわれていますが、職業別に腰痛の発生率を調査したところ、肉体労働者と専業主婦の発生率にさほど差がないこともわかっています。

実際に、異なる職業の男性１４９名を対象にＭＲＩを撮影し、１年間観察した結果、椎間板変性と腰痛と

MRI による「腰痛のない人」の年齢別異常検出率

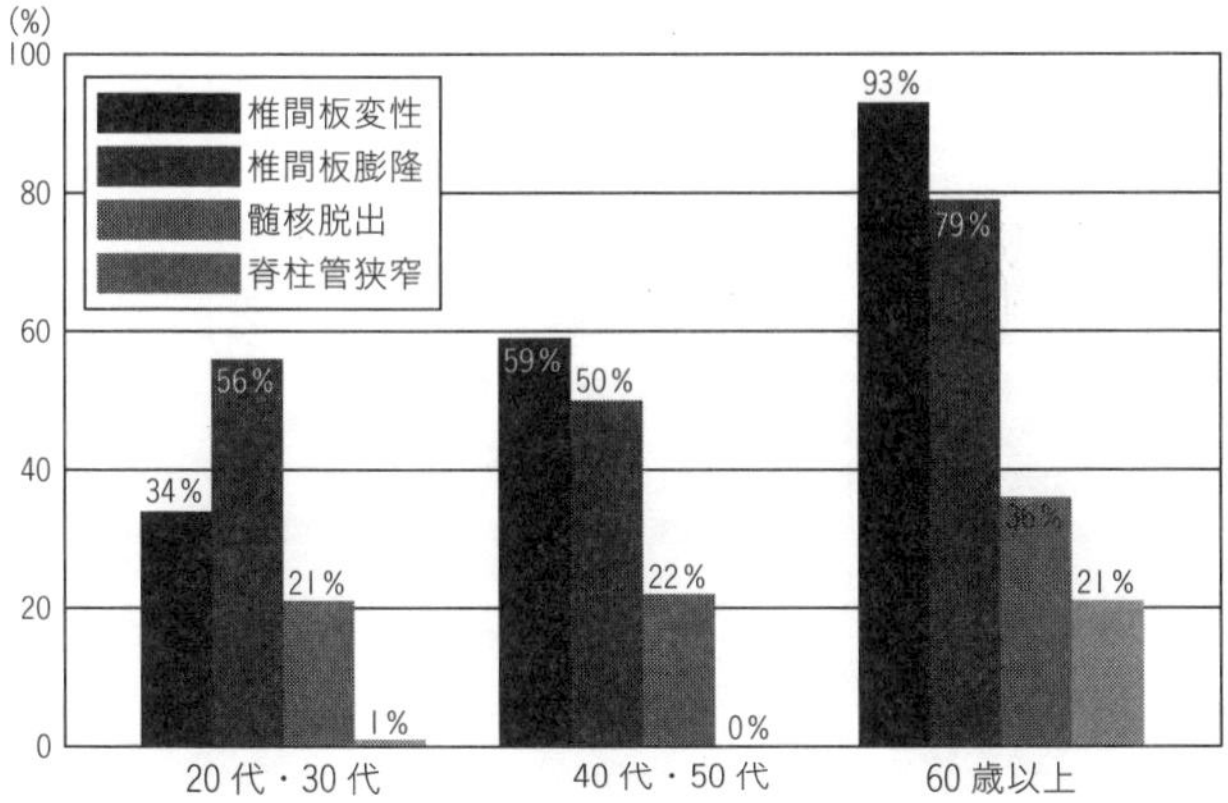

Boden SD. et al（J Bone Joint Surg Am. 1990）

の関連は見られないという論文もあります。調査期間中に13名が腰痛を発症しましたが、MRIにはなんの変化も見られなかったというのです(下グラフ参照)。

その他、20歳から80歳までの「腰痛のない人」98名を対象にMRIで腰部椎間板を分析した結果、少なくとも1ヵ所以上の椎間板膨隆《ついかんばんぼうりゅう》が52%、椎間板突出《ついかんばんとっしゅつ》が27%、椎間板脱出《ついかんばんだっしゅつ》が1%確認されたことから、腰痛患者の椎間板の異常は、偶然の可能性が高いという論文もあります。

職業別にみる腰痛の発症率

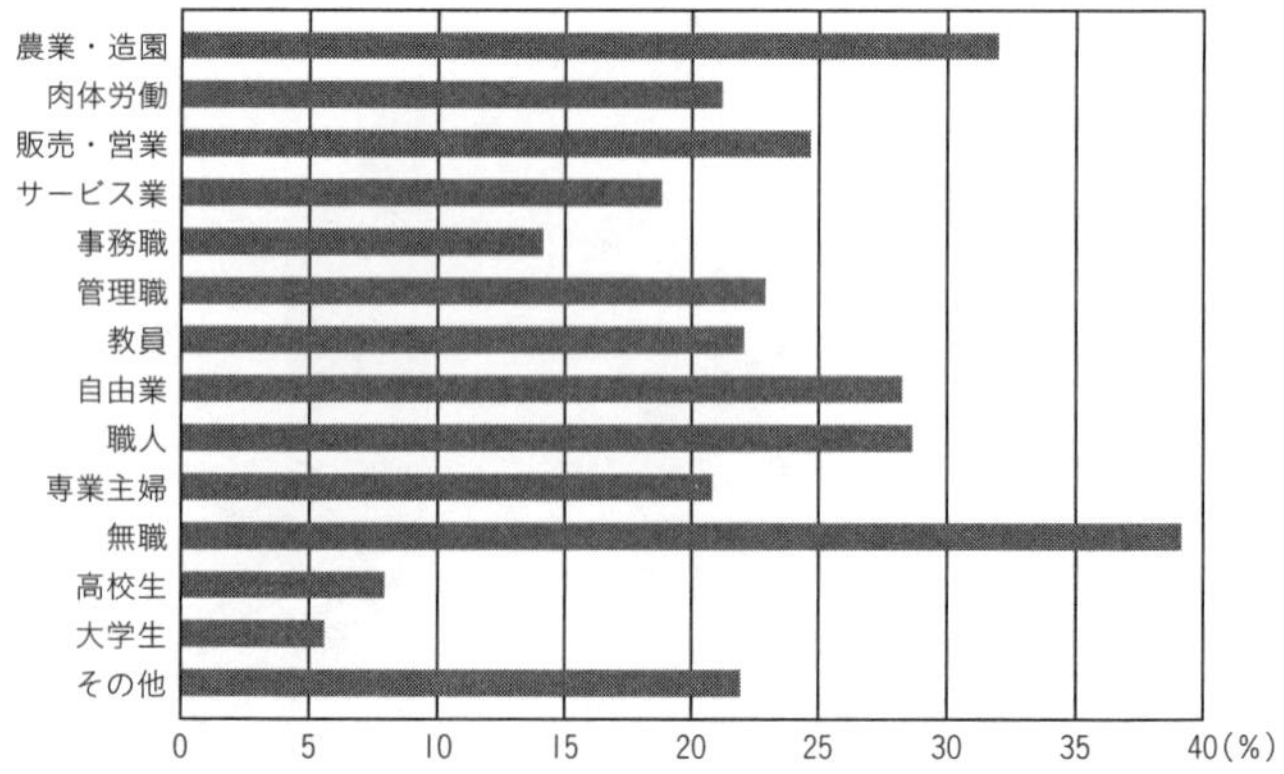

山口義臣＆山本三希雄：整形外科 MOOK, 1979

実は、冒頭で紹介した厚生労働省の報告でも、腰痛を訴える人の8割が「原因不明」であることも明らかにされています。

さらにこんなデータもあります。60歳以上の666名を対象に調査した結果、腰痛経験者の58・7％、腰痛未経験者の57・5％に変形性脊椎症が確認されました。しかし、両群の検出率には差がなかったというのです。

また、腰痛患者144名と、腰痛のない138名を対象に、骨盤のゆがみと腰痛について調査したところ、骨盤のゆがみ（非対称性）と腰痛に関連性はないという結果が出たのです。

それにもかかわらず、腰痛を訴えて病院に行くとたいていは椎間板ヘルニア、もしくは脊柱管狭窄症と診断されます。そもそも健常な人が患者さんとして来院することはないので、腰痛患者がMRIを撮ればほとんどが異常と診断されてしまうのです。そして、痛みがひどくなれば手術することをすすめられます。膝や股関節であれば、軟骨云々という話になります。

なぜかというと、大学でそのように教育しているからです（私は40年前ですが、いまでも整形外科を目指す学生は同じ教育を受けていると思います）。

それはレントゲンやＭＲＩ、関節鏡などの画像診断の急速な発展にともなって、骨や軟骨が痛みの原因であるという先入観がすっかり定着してしまったためではないかと思います。

海外でも、こうした現状に危惧する研究者がいます。

米オレゴン保健科学大学のRoger Chou博士らは「Ｘ線撮影やＭＲＩ、ＣＴ検査をルーティンで実施しても、臨床結果は改善しない」という調査報告をしています。そして「重度の疾患が認められないかぎり、患者に不安感を与えるだけの検査をルーティンで実施するのはやめるべきである」と結論づけているのです。

画像診断に頼りすぎると、たとえ症状がよくならなくても、主治医は「手術はうまくいったはずなんだけどなぁ」で終わりです。

その結果、患者さんはいつまでも痛みに苦しみながら次々と病院を渡り歩く「ドクターショッピング」に陥ってしまうことも少なくありません。そうならないためには、まず患者さん自身にも正しい知識を持ってほしいのです。

腰痛だけではありません。現在、一般的な整形外科で行われている間違った治療について、もう少し説明したいと思います。

◎「安静」「冷やす」「固める」「挙上する」はすべて間違い

軽いケガや腰痛の場合、整形外科では「ＲＩＣＥ」という応急措置を行います。まず、「ＲＩＣＥ」の「Ｒ」は「安静（Rest）」のことで、たいていの場合、「まずは安静にしましょう」と医者はいいます。

しかし、私は足の指や足の甲などの小さな骨折、ねんざ、腰痛などは、多少の痛みがあっても体を動かしたほうがいいと考えています。痛くて動けないなら仕方ないですが、そうでなければ無理に安静にする必要はありません。なぜなら、ひびや骨折は動かさなければ早く骨がくっつくわけではありませんし、腰痛の場合、安静にすることでかえって慢性の腰痛症になってしまう可能性があるからです。

実際に、ＡＨＣＰＲ（アメリカ医療政策研究局）の「成人の急性腰痛診療ガイドライン」では「急性腰痛は長期間、安静に寝ている状態よりも、痛みの許す範囲で日常生活を送るほうが効果的である。４日以上の安静臥床《あんせいがしょう》は筋力低下を招くために推奨できない」としています。

逆に、安静にしていると回復を遅らせるという論文や、運動中に痛みが増強したからといって運動を中断するよりも、痛みの程度に応じて運動量を増やすほうがはるかに効果的であるという論文もあります。

私は、基本的にスポーツをして痛めたケガ、子どもの成長期に見られる骨端症や成長期痛といわれるもの、腰痛、足の中足骨骨折などは、重症でなければそのままスポーツや仕事を続けることをすすめています。それでもし痛みが出るようなら、自分で判断して休むよう指導しています。そのほうが、ちょっとしたケガにも体が対応してケガに強くなると考えています。

　また、そのスポーツが自分の中でどれくらいの位置にあるのか、インターハイやプロを目指しているのか、そのあたりも判断材料になります。ちょっとした遊びのつもりなら、無理をすることはありません。

「I」は「冷却（Ice）」です。たしかに打撲の場合、直後に氷や水で患部を冷やすことは大切ですが、一日中冷やし続けると、血流が悪くなって腫れが引かないことがあります。私はよほどの腫れや痛みでなければ、お風呂に入って体を温めることをすすめています。冷やす、温める、を交互に行うことで患部の腫れが引き、治癒を早める効果もあるためです。

　そして、「C」は「圧迫（Compression）」です。ねんざをしたときには、内出血や腫れを抑えるために患部を弾力のある包帯やテーピングでがちがちに固定するのが一般的です。しかし圧迫することで、循環障害を助長して逆に腫れが引かなくなることがあります。

また、ぎっくり腰や慢性の腰痛にはコルセットをつけたり、脊髄の圧迫骨折には硬いコルセットで固定することもありますが、これも循環障害を起こしたり、神経の伝導速度を遅らせることになり、筋肉の劣化を引き起こし、治癒を遅らせてしまう可能性があります。

ですから逆に患部を「ゆるめる」ことが治癒を促進させるのです。

慢性の腰痛で悩み、医師から「コルセットをつけて安静にしなさい」といわれ、そのとおりにしてもいっこうによくならないという患者さんがいました。そこで私は「コルセットなんか外して好きなことをやりなさい」といいました。その方は仕事が好きだというので、だったら仕事に復帰しなさいと。そうしたら、だんだん腰痛が治ってきたのです。たぶん精神的なこともあると思います。

やりたいのにできないことがある、好きなことを止められているといったことがストレスになって、痛みが出ることもあります。

動けないほどなら別ですが、無理に安静にする必要はなく、働いたり、スポーツをしながら治療したほうが得策です。コルセットで固めて安静にしていると、筋肉を弱めるだけでなく、筋肉をより固くさせてしまい、慢性化させてしまうこともあるからです。

事実、慢性の腰痛は年齢、性別、体重、教育レベルなどにまったく関係なく起こるため、心理的要因が一番大きいとする説もあるほどです。

コルセットが有効なのは、緊急の場合です。たとえば飛行機内などでぎっくり腰になって動けないとき、病院へ搬送されるまでの間などでは固定したほうがいいケースもあります。

最後の「E」は「挙上する（Elevation）」という意味で、患部を椅子や台の上に乗せて心臓より高く上げることで腫れや内出血を抑えるといわれています。

しかし入院して一日中ベッドにいるなら別ですが、実際に職場や家の中でそんな姿勢を保っていられるのは数分、長くてもせいぜい30分程度ではないでしょうか。そう考えると、これもあまり効果はないといえます。

すべては患者さんから教えてもらった

◎こんな状態で働いていたの？

ここまで、一般的な整形外科で行われている治療に対して、かなり否定的な意見を述べてきましたが、私はただやみくもに否定しているわけではありません。

これまでの話はすべて、私が開業医として27年間に渡り多くの患者さんたちと接する中で、患者さんから教わったことなのです。

たとえば、こんなことがありました。

ある日、3週間ほど前に足をケガしたという男性が来院されました。痛みはあったが忙しくて病院に行く時間がなく、我慢しながらいつもどおり仕事をしていたというのです。

さっそくレントゲンを撮ってみたところ、足の中足骨が骨折していることがわかりました。しかも、かなりひどい骨折です。私は驚いて「こんな状態で働いていたの？」と聞いたほどです。普通だったら、しばらく安静にしてなさいというべき状態です。

しかしその方は「ケガをした当初は相当痛かったが、普通に暮らしているうちにやわらいできた」というのです。

そこで私は、3週間も経過していることもあり、ギプスは巻かずに固定しないテーピング（第2章でくわしく解説します）と、湿布だけで経過観察することにしたのですが、なんの後遺症もなく治癒してしまいました。

いっぽう、同じく足の骨折で、ギプスをして松葉杖をついた状態で来院した女性の患者さんがいました。その方は、2週間ほど前にケガをしてほかの病院で治療を受けたものの、ギプスが邪魔で仕事に差しつかえるからなんとかしてほしいとのことでした。

そこでギプスを外してレントゲン撮影したところ、ほとんど骨折線が見えない程度の、軽度の骨折でした。しかし、ギプスで巻かれ固定されていた足はパンパンに腫れ上がり、松葉杖なしでは歩けないほどの状態になっています。結局その方は、治癒するまでに2ヵ月もかかってしまいました。

同じ足の骨折でも、最初からギプスをつけなかった男性のほうがはるかに早く治ったのです。しかも、より症状の重かった男性のほうが。

こんなことを何度か経験するうち、骨折や肉離れは安静にしすぎることなく日常生活を送ったほうが、腫れも早く引き、治りが早いと気づかされたのです。

特にお年寄りの圧迫骨折などは、安静にしすぎてはいけません。長い間安静にしていたら、筋力が低下して寝たきり状態になってしまう可能性が高くなります。

もちろん、すべての骨折がそうではありません。体を支えるような太い骨や腕はギプスで固定したほうがいい場合もあります。指も後遺症が残ってはいけないので、より慎重に治療します。

しかし足の甲など骨折や打撲であれば、固定して安静にするよりも、実は動かしたほうが早く治癒するのです。

◎股関節が変形しても80年間痛みを感じなかった、おばあさん

骨や関節の変形が痛みの原因である、という説を疑いたくなる例もたくさん診てきました。

たとえば、80歳のおばあさんが股関節の痛みを訴えて来院されました。年の割には元気な方で、これまで痛いところなどなかったそうですが、数日前にちょっと無理をしたらしく、股関節に違和感を感じるというのです。

一応、レントゲン撮影をしてみて、驚きました。股関節がものすごく変形しているのです。

「おばあちゃん、これでいままで痛みを感じたことないの？」と聞いても、「ええ、特に」というのです。

画像だけ見れば、いますぐ手術をすすめるくらいのレベルなのに、本人は80年間特に痛みを感じていないというのです。驚いたことに、このおばあさんは湿布とテーピングですっかりよくなってしまい、それ以降来院されていません。

このおばあさんだけではありません。股関節が変形していても、痛みもなく普通に生活している人を数多く診てきました。

◎自分が行う治療に疑問を抱くようになったきっかけ

私は1979年に整形外科医になってから、11年間は勤務医としていくつかの病院で治療にあたりました。当初は私も大学や先輩たちから教わったとおり、まずはレントゲンを撮り、消炎鎮痛剤や湿布を処方する、あるいは低周波、温熱などのリハビリテーションを行う、手術をする、といったことを行っていました。

しかし、それでも治らない患者さんを多く目にしてきました。特に、手術は患者さんにとって大きな負担となりますから、医師として責任を感じていました。

そこで西洋医学だけでは対応できないと感じ、あるときから東洋医学を学んで漢方薬による治療を取り入れたりもしました。

たとえば、膝に水の溜まりやすい人がいます。西洋医学では、膝の水を抜いて利尿剤を処方するしかありませんが、東洋医学では、そういう体質を「水毒《すいどく》」といいます。そして、水毒には「防已黄耆湯《ぼういおうぎとう》」という漢方薬が有効です。そうした知識を学び、治療に取り入れるようになりました。

西洋医学では体をパーツで考えますが、東洋医学では体はすべてつながっているものと考えます。ですから、西洋医学ではこっちが痛い、あっちが痛いとなると、そのつどバラバラに薬を出しますが、漢方では体質で考えるので1種類か2種類ですむのです。対症療法的な西洋医学に対して、東洋医学では原因から治そうという考え方です。

かといって、私は西洋医学を否定しているわけではありません。西洋医学と東洋医学の特徴を生かして、いいところ取りをすることが最高の治療ではないかと考えています。

時系列でいうと、まず自分が行っている治療に対し「これでいいのだろうか？」という疑問を持ち、そのことについて自分なりに調べてみると、先述した「腰痛を感じない人の大半が椎間板になんらかの異変がある」とか、「安静にしているより動いたほうがいい」というような説を発見し、「そうか、間違っていなかったのか」と気づかされたわけです。

それにくわえて、日々患者さんと接する中で、教えられたことを取り入れてたどりついたのが、いまの私の考えであり、治療方針なのです。

痛みの原因の9割は「筋肉」にあり

◎骨や神経は関係ない

「はじめに」で、私は多くの整形外科医が考える「痛みの原因」が間違っていると述べました。

そして、これまでその治療方法についても否定してきました。

では、痛みの本当の犯人はいったいなんなのでしょうか。

実は、痛みの原因は筋肉にあります。乱暴ないい方をすれば、腰痛も膝や股関節の痛みも、ほとんどは「筋肉痛」なのです。

こういうと、多くの患者さんが「そんな馬鹿な」と信じてくれません。

本書でも、最初から「腰痛の原因は筋肉痛だ」と書いたら、そこで放り投げられていたかもしれません。しかしこれまで述べてきたとおり、これは私が整形外科医として多くの患者さんと接する中でたどりついた答えなのです。もう少しくわしく解説しましょう。

筋肉痛といえば、激しい運動をした翌日などに感じる、あの痛みです。誰でも一度や二度は経験があると思います。腰痛や膝の痛みの原因も筋肉痛ですが、こちらは一時的なものではなく、生活習慣によるものです。

たとえば、姿勢の癖や長い座り仕事、車の運転、介護など、日常生活の中で長期間に渡って同じ箇所に負担がかかることによって、筋肉が硬直し、痛みが発生するのです。

これを「トリガーポイント」と呼びます。

◎痛みの真犯人「トリガーポイント」とは

トリガーポイントとは、1980年にアメリカの医師Janet G.TravellとDavid G.Simonsによって発表された痛みの出発点のようなもので、文字どおりそこが引き金となって痛みを引き起こすポイントのことです。

両氏によるトリガーポイントの定義は「骨骨格の中で、押すと鋭い痛みを感じる非常に過敏で限局した点で、筋組織の触診可能な索状《さくじょう》硬結《こうけつ》上の結節に存在している」です。

ようするに、指で押すと飛び上がるほど痛い箇所のことです。

第2章でくわしく解説しますが、腰痛や膝の痛みも、実はそうしたトリガーポイントが引き金となっているケースがほとんどなのです。

トリガーポイントは、経穴（いわゆるツボ）とまったく同一ではありませんが、ある程度は一致する部分もあります。Janet G.Travell と David G.Simons は「経穴は筋組織の中に存在するトリガーポイントを中国の伝統医療で説明している」と解説しています。カナダの医師である Ronald Melzack は、71％は一致すると報告しています。

トリガーポイントができる原因は多岐に渡っており、正確に特定できる説はないため、現代医学ではいまだに日の目を見ることがなく、整形外科学会で発表されることも、大学で講義されることもないのが現状です。

しかし、トリガーポイントに注目する医師もおり、日本では石川県で整形外科として開業している加茂淳先生が、早くからトリガーポイントに着目し、著書も多数出版されています。

私は、加茂先生の著書に出会い、同じ考えを持つ先生がいらっしゃることに驚き、しかも、理論的、体系的にトリガーポイントを解説されていることに衝撃を受け、それ以降自信を持って患者さんに説明できるようになったのです。

◎だから手術しても治らない

トリガーポイントは、全身どこにでも出現し、腰痛、関節痛、手根管症候群《しゅこんかんしょうこうぐん》、手足のしびれなどの原因になります。

日常生活のほかに、たとえば旅行先で普段より多く歩いたとか、10年前の仕事が影響してくることさえあります。

しかし、医学教育ではトリガーポイントがまったく登場しないため、今日の整形外科医には受け入れられていないのが現状です。

そのため、大学で教えられたとおり、ほとんどの整形外科医は椎間板や脊柱管が狭くなって神経を圧迫しているのが腰痛の原因であり、手術しなければ治らないと思い込んでいるのです。

そして、次々と最先端の技術を導入して新しい手術を取り入れることになります。大学時代に立ち会った脊柱管狭窄症の手術では、狭くなった管を削って広げ、骨を植えて、動かなくなるように固定していました。実際のところ、手術でよくなる患者さんもいますが、治らない患者さんも多くいます。そのことからも、すべてのケースで脊柱に原因があると考えるのは無理があるのです。

開業してからそのことに気づきました。

腰痛は、腰の筋肉にできたトリガーポイントが原因で起こるケースがほとんどです。

腰痛だけではありません。

足のしびれや疼痛は中殿筋、小殿筋にできたトリガーポイント、膝の痛みも多くの場合、内側広筋にあるトリガーポイントが原因です。

このように、本当の原因はトリガーポイントであるため、手術してもいっこうによくならないばかりか、かえって痛みがひどくなることがあるのです。

◎神経根ブロックの功罪

手術しても痛みが取れない、痛み止めを飲んでもよくならない場合に行うのが、神経根ブロックです。これは、骨に圧迫されて飛び出している神経根に直接注射で麻酔薬を打ち込み、痛みを抑えるという治療です。神経根に直接注射するので、神経に触れた瞬間がわからないといけません。そのために麻酔はなしです。

神経に触れた瞬間、電流が流れたような衝撃が体に走るといいます。

それほどの痛い思いをして、椎間板に原因がある場合は治りますが、2日しかもたなかったという話もよく耳にします。椎間板に原因がないなら、効果がないのは当然です。

こういう治療法があるのも、MRIを見て、椎間板が神経根を圧迫しているために腰痛、坐骨神経痛を引き起こすと、多くの整形外科医が考えているからです。

◎実際に手術が必要なのは、100人中1人か2人

では、どういう治療が有効なのでしょうか。

痛みの原因がトリガーポイントである場合、そのほとんどはのちほどくわしく説明する「トリガーポイント注射」でよくなります。嘘だと思うかもしれませんが、事実なのです。

長年痛みに苦しんでいた人が、トリガーポイント注射を3、4回行っただけで治った例を、この目で数多く見てきました。

私の場合、トリガーポイント注射にくわえて、少し変わったテーピング（第2章でくわしく解説します）を施すこともあります。この2つで、だいたいよくなります。

他院で脊柱管狭窄症や椎間板ヘルニアと診断され、MRIやCTの画像を持参

して来院される患者さんもいますが、私はそうした画像はあまり見ずに治療します。なぜなら、ほとんど意味がないからです。もちろん、骨折やがん、感染症、リウマチなどには画像診断が不可欠です。しかし、腰痛や関節痛の場合、レントゲンはまず必要ないと考えています。

そして、手術しなくてもほとんどの腰痛や関節痛、手足のしびれといった症状はよくなります。

ただし、すべてが改善するわけではなく、神経ではなく脊髄が圧迫されて起こる頸部脊髄症や、膀胱直腸障害をともなうような馬尾《ばび》症候群《しょうこうぐん》などは手術が必要です。また、力が入らないというような症状は、本当の脊柱管狭窄症や椎間板ヘルニアの可能性が高いのでおそらく手術が必要です。

しかし、そんな例はごく一部です。脊柱管狭窄症や椎間板ヘルニアと診断されたとしても、本当に手術が必要なのはわずかな人なのです。

ちなみに私は、この5年で手術をしなければならないような腰痛持ちの患者さんには、ひとりも出会っていません。ほとんどすべての腰痛はトリガーポイントが原因であり、トリガーポイント注射でよくなるのです。

手足のしびれも、筋肉の筋が硬直することで起こる血行障害が原因なので、そのほとんどはトリガーポイント注射で治ります。

膝の痛みの場合も、2割くらいは手術が必要なケースがありますが、それ以外はトリガーポイント注射とテーピングでよくなります。

一般的にいわれる、神経が圧迫されている、軟骨がすり減っているというのは、痛みとは関係ないケースがほとんどなのです。

手術しなくてもすむなら、試してみる価値はあると思いませんか。

驚くかもしれませんが、ぎっくり腰の原因も実はトリガーポイントなのです。ぎっくり腰の患者さんにトリガーポイントテーピングをするだけで、這うようにして来院されても、自力で歩いて帰れるようになります。私の経験では、95％のぎっくり腰は、テーピングだけで治ってしまいます。

◎ＭＲＩで異常があるのに痛くない人、異常がないのに痛い人

実際に、私が診た患者さんのケースをご紹介しましょう。

くわしくは第３章（１３２ページ）で紹介しますが、大学病院で脊柱管狭窄症と診断され、神経根ブロックを３回しても改善しなかったという患者さんが来院されたことがありました。

その方は、間歇性跛行の症状がひどく、50メートル歩いては休憩するほどで、寝ている間も痛みに悩まされていました。そこで手術することを覚悟したそうなのですが、心臓のステント手術を受けていたことを理由に、脊柱管狭窄症の手術はできないと断られたそうです。

そこで私は、痛みの原因は脊柱管狭窄症ではないと考え、いくつかのトリガーポイント注射を打ったのですが、２ヵ月の治療ですっかりよくなってしまったの

です。

実は初診のとき、患者さんが以前の病院で撮影したＭＲＩを持参していました。それが下の①治療前です。そして治療後、痛みが取れたあとに私がお願いして再度撮ってきてもらったＭＲＩが②治療後です。

いかがでしょう。骨や神経は何も変わっていないのが、おわかりいただけるでしょうか。

もうひとつ、これとは真逆のケースがありました。

脊柱管狭窄と診断された患者のMRI

① 治療前

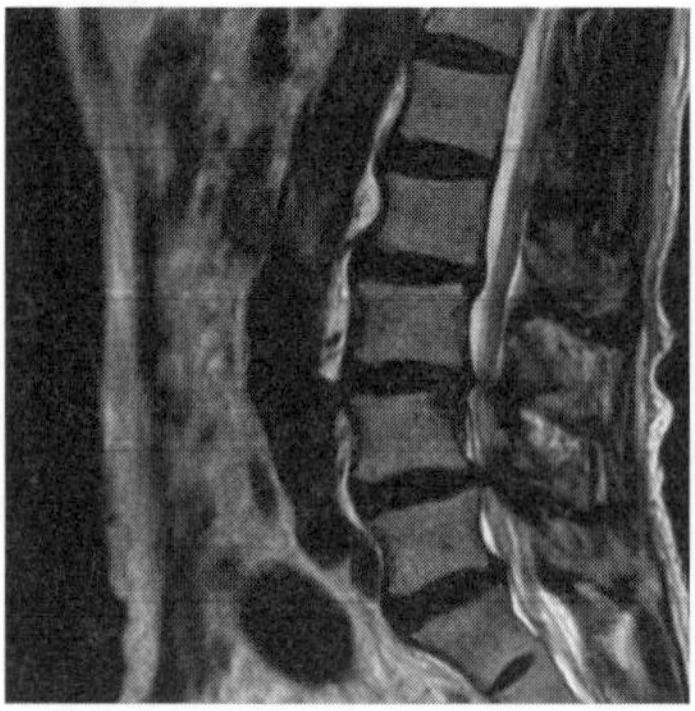

② 治療後

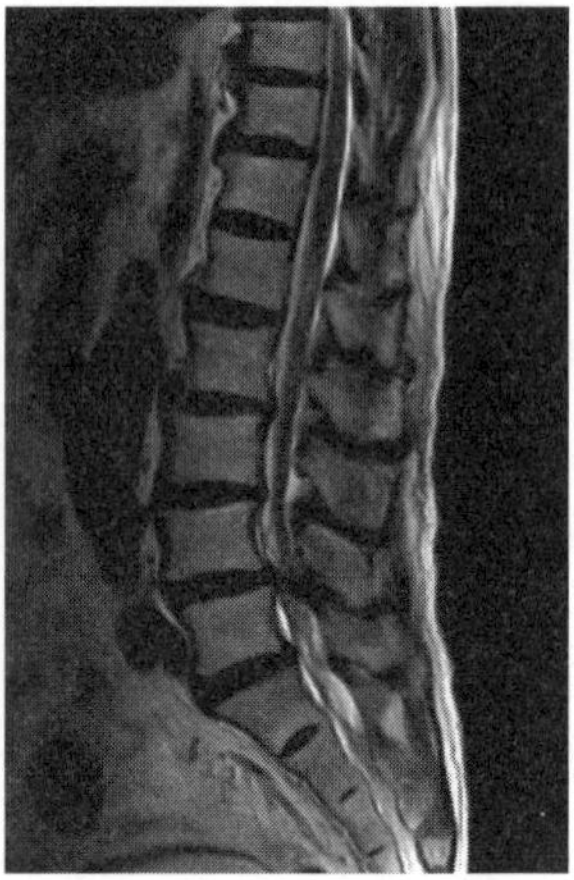

その方は5年間、足の痛みに悩まされ続けていたそうです。しかし、MRIやレントゲンではなんの異常も見つからず、大学病院を3ヵ所まわっても、痛みの原因は判明しませんでした。

骨や神経に異常がないので、打つ手がないというのです。その度に病院を渡り歩き、撮影したMRIとレントゲンは100枚を超えたといいます。それでも原因はわからないまま、痛みに耐えていたそうです。

この方が来院されたのは、公園を（おそらくつらそうな様子で）歩いていたら、全然知らない人から声をかけられたからだというのです。なんでもその人も当院で治療して改善した方らしく「あそこの病院へ行ってみたら？」と、教えられたそうです。

私は、その方の症状を聞くなり、小殿筋のトリガーポイントを疑いました。そこで小殿筋にトリガーポイント注射を打ったところ、痛みがやわらいだというのです。そして、すっくと立ち上がって「歩ける！　これまでの5年間はなんだったんだ！」と驚かれていました。

この方の場合は、たまたまＭＲＩやレントゲンで異常が見つからなかったため、治療法がないといわれていましたが、もしも異常があれば、間違いなく手術をすすめられていただろうと思います。

痛みの常識を疑ってみよう

◎「膝の痛みをとるには体重を減らせ」は間違い

膝に痛みをかかえる人が病院へ行くと、医師から「太りすぎが原因なので、体重を減らしなさい」とよくいわれます。

しかし、「体重を減らせば痛みが軽減する」というのは疑問です。ようするに、

「体重によって膝への負担が大きくなるから膝が痛む」という理屈だと思うのですが、果たしてそうでしょうか。

元大関の小錦くらいの体格だったら、たしかにそういうこともあるかもしれません。しかし、多少太っている程度では、あまり関係ないと思います。

そもそも体重を減らしなさいといわれて、実際に痩せた人を27年間でひとりも見たことがありません。むしろ、「ダイエットしなければならない」ということがストレスになり、かえって悪化した症例もあるくらいです。

逆に膝の治療中にがんが発覚し、意識せずに体重が20キロ近く落ちてしまった人もいましたが、痛みに変化はありませんでした。

体重による膝への負担というのは、医師が関節軟骨の摩耗が痛みの原因だと考えているからではないでしょうか。

実はそうではなく、膝の痛みは、少し歩き過ぎた、たくさん階段を上り下りした、長く正座した、長時間立ちっぱなしだったなど、生活習慣が原因になっていることが多いのです。そのことによって、関節軟骨ではなく、膝の内側にある内側広筋の硬直が原因で痛みが起こっているので、ここにトリガーポイント注射、もしくはトリガーポイントテーピングをすれば無理に体重を減らすこともなく、痛みは軽減します。

また、膝の痛みにはプールで歩くことをすすめるトレーナーがいますが、私は賛成できません。

水の中は浮力があるため荷重が少なくなり、脳梗塞や股関節の術後などのリハビリテーションには最適ですが、普段歩くことに不自由を感じていない人がプールを歩くのは、膝関節症の筋力トレーニングとしては意味がありません。プールで歩くことで膝への負担が軽減されるのはたしかですが、あとで日常生活に戻ったときにかえって負担がかかってしまい、症状がひどくなったりすることが多いからです。

◎サプリメントはほとんど意味がない

よくテレビCMなどで、軟骨がすり減ってきた場合はヒアルロン酸やグルコサミンが効く、というような話を聞きますが、私はこれもかなり疑問です。

というのは、ヒアルロン酸もグルコサミンも、口から摂取すれば胃で消化されて小腸から吸収されますが、そのときにはアミノ酸のレベルに分解されているので、それがたまたま痛みのある膝に集結して、再びヒアルロン酸やグルコサミンになるとは考えにくいからです。260個もある関節の中から、痛みのあるところを目がけて都合よく成分が入っていくはずはないのです。

サプリメントを服用している方をがっかりさせてしまうかもしれませんが、慢性腰痛患者を対象とした二重盲検プラシーボ対照ランダム比較試験（医師も被験者も、どれが本物か知らずに行う）の結果、効果があるといわれているグルコサミンを服用したグループに、そうでないグループを上回る統計学的に有意な利点は認められなかったという実験結果もあります。

しかし、まったく無意味かというとそんなこともなく、サプリメントで痛みが消えてしまう人が一定数いるのも事実です。先に述べたような理由で、軟骨が再生されるなどということは考えにくいのですが、おそらくメンタル面が影響しているのではないかと思います。いわゆる「プラセボ効果」というものです。

プラセボ効果とは、たとえば頭痛を訴える人に、薬ではないただの粉などを「頭痛薬」だといって飲ませると痛みがなくなったりする現象のことで、偽薬効果ともいいます。薬を飲んだという安心感が自己暗示となり、自然治癒力を引き出すのではないかといわれています。

また、整形外科で膝の痛みに対してヒアルロン酸注入療法を行うこともあります。

ヒアルロン酸注入療法は、関節軟骨や関節液の成分でもあるヒアルロン酸という物質を患部に注入して、膝の動きを滑らかにし、炎症や痛みを抑える効果があるといわれています。

しかし、ヒアルロン酸注入療法を受けても依然として痛みが消えず、立ったり歩いたり座ったりするのが困難になる人も少なくありません。こういった場合、内側広筋のトリガーポイントが原因であることも少なくないのです。

◎「運動」が健康によいとはかぎらない

最近はマスコミが煽るせいか、筋力が衰えないように毎日1万歩歩くことや、ジョギングやジムでトレーニングすることが体によいと思われがちですが、そうともかぎりません。

たしかに、健康のためにある程度の運動は必要ですが、過度の運動は筋肉を痛めることになり、膝の痛みや関節痛を引き起こす要因のひとつになります。それに激しい運動をすると活性酸素が発生して、細胞の老化を早めてしまいます。

事実、私の病院にはジムで関節を痛めたという人がよく来院されますし、ヨガで痛めたという人もいます。実は、私の患者さんでインド人の方がいるのですが、彼はヨガのインストラクターです。整形外科に通っていることは周囲の人には内緒にしているそうです。

私自身、過去にジョギングをして足を痛めたことがあります。それ以来、運動といえばゴルフの打ちっぱなしをするくらいです。

私は70歳を過ぎたら意識的に運動する必要はなく、日常生活での、家事、洗濯、買い物、散歩くらいで充分だと考えています。

◎「腰の筋肉を鍛えなさい」も間違い

腰痛を治すために、筋肉を鍛えることをすすめる医師もいます。

脊髄に痛みの原因があるため、周囲の筋肉を鍛えて脊髄をがっちりカバーすれば痛みが消えるという理屈なのでしょう。

ではなぜ、プロ野球の選手や、プロボクサー、ラグビー選手に腰痛を訴える人がいるのでしょうか。彼らは私たちの10倍くらいの筋肉量があると思うのですが、それでもひどい腰痛に悩まされる人が少なくありません。

つまり、腰痛と筋肉量は関係がないのです。逆に腰痛をかかえる人が、無理な腹筋などのトレーニングをすれば、よけいに痛みが増すだけです。

しかし、筋肉と痛みが無関係かというと、トリガーポイントの例でもわかるとおりそんなことはなく、膝の痛みの場合、足の筋肉を鍛えることが痛みの軽減につながるケースもあります。

ポイントは鍛え方です。膝の場合は足先に重りをつけて、関節を動かさずに上下するような運動が理想です。これなら関節には負担がかからないので、痛みが悪化することもありません。

背筋のほうはどうしても痛みのある箇所を動かすことになり負担がかかるため、おすすめはできません。

◎肩こりの原因もトリガーポイント

腰痛や膝の痛みだけでなく、慢性的な肩こりに悩んでいる人も多くいますが、実はその原因もトリガーポイントなのです。

整骨院へ行くと、背骨が曲がっている、姿勢が悪いのが原因といわれたりしますが、そんなことはありません。その証拠に、いくら姿勢が悪くても肩がこらない人もたくさんいます。

よくいわれるストレートネック（頸椎の前弯は30～40度が理想的だが、頸椎の並びがまっすぐになっている状態）などというのも、関係ありません。

体質、もっというと筋肉の質の問題です。

ですからマッサージをしたり、頸椎の矯正をしても、また一定期間がすぎれば肩こりがひどくなるのです。

肩こりもまた、たいていはトリガーポイントが原因です。トリガーポイント注射を打つと、ほとんどの肩こりは解消します。

◎意外な痛みの原因

多くの腰痛や膝の痛みの原因がトリガーポイントだと述べてきましたが、実はもうひとつ忘れてはいけない要素があります。それが、メンタル（心理的）の問題です。プラセボ効果で治ってしまうケースがあるという話をしましたが、その逆もあるのです。

つまり、その人がかかえている家庭や職場のトラブル、悩みなどが、痛みの原因になっているというケースです。これは別に不思議なことではなく、私たちの免疫力の実に30％はメンタルの影響を受けるといわれています。ですから、心の状態によって痛みが出ても、おかしくはないのです。

当院でも、いくらトリガーポイント注射をしても治らない患者さんがいて、どうしたものかと困り果てていたのですが、その人がかかえていた問題が解消されたとたんに痛みが消えたということがありました。

痛みを取り巻く世界の現状

◎日本は痛み研究の後進国!?

痛みに対する治療については、国際疼痛学会という世界規模の学術組織があり、世界中の臨床医、科学者、医療従事者たちによって疼痛に関する研究、臨床体験、教育等が行われています。130ヵ国から7000名以上が会員になっていて、世界に90ヵ所の支部を持ち、疼痛緩和に向けた最先端を担う学会です。

また、アメリカでは国民の痛みに対する認識不足による経済、社会的損失の大きさを見直すため、アメリカ議会は2001年からの10年間を「痛みの10年」と採択し、当時のクリントン大統領が署名しました。これにより、痛みの研究や教育の助成が進み、現在まで続いています。

1997年にはオーストラリアのビクトリア州で「腰痛に負けるな」と名づけられたキャンペーンが展開され、腰痛に対する伝統的な考えを一蹴する結果が得られて世界から注目を浴びました。腰痛があっても安静にすることなく、就労や日常生活を普段どおりに行うことが改善につながることや、腰痛の診断にX線検査は役に立たないことを立証したのです。

しかし、日本はまだ疼痛に関しては後進国であり、真剣な議論がなされていないのが現状です。2010年にようやく厚生労働省が「慢性の痛みに関する検討会」からの提言をまとめて発表しました。これでようやく慢性疼痛の現状を分析することで医療レベルを向上させ、国民に啓発していく方針が整った段階です。

◎ケネディ大統領を救った「トリガーポイント注射」

トリガーポイント注射は、もちろん私が発明したわけではありません。

この治療法は、実はかなり古くから一部の医師の間で行われていました。

トリガーポイントの提唱者であるアメリカの女性医師 Janet G.Travell は、ケネディ大統領の主治医でもあったのですが、ケネディ大統領は重度の腰痛持ちで、椎間板ヘルニアの手術を2回受けてもいっこうによくならなかったそうです。そこで、主治医である彼女がトリガーポイント注射をしたところ、症状が一気に改善したというエピソードがあります。

40年ほど前、私がまだ駆け出しの医師だった頃、MRIがまだ普及しておらず、椎間板ヘルニアや脊柱管狭窄症などがいまのように診断されていない時代のことです。

その当時、アルバイトで開業医のところへ行くと、先生が注射器を何十本も並べてお年寄りの腰や膝に局所注射をしている光景を見たことがあります。しかしその頃の私は手術しか頭になく、アカデミックに学会で発表していくことしか考えていなかったため、それがどういう注射なのか、興味を持ちませんでした。

いま思えば、あれはトリガーポイント注射だったのだろうと思います。

何十年も前から、一部の医師の間ではトリガーポイント注射が有効であると知られていたのです。

そして40年後の現在、あのとき見た光景のように、注射器を並べて同じようなことをしている自分を不思議に思います。

誤解しないでいただきたいのは、私が行っているトリガーポイント注射とトリガーポイントテーピングの力だけで、すべての患者さんの痛みを取り除ける、といいたいわけではありません。

人間はみな、自然治癒力を持っています。医者はその邪魔をしてはならないと思っています。

私はトリガーポイント注射やテーピングで、その人の治癒力の手助けをしているだけで、あとはその人自身が自分で治すものだと考えています。患者さんもすべてを医者まかせでなく、自分でなんとか治そうという意識を持って、二人三脚で病気（症状）に立ち向かうことが大事だと思います。

第2章

「まずは痛みを取り除く」が私の信念

「痛みを取り除く」ことが医者の仕事

◎治療の3本柱

私が考えるよい治療とは、まず患者さんの話をよく聞いて、その訴えを解決することです。私の病院にこられる方の99％が訴えるのは痛みなので、まずは痛みを取り除くことが医師としての私の役目です。

そこで私が行っているのが、主に次の3つの治療です。

1. トリガーポイント注射
2. トリガーポイントテーピング

3. プラセンタ注射

トリガーポイント注射

◎局所麻酔で筋肉をゆるめる

第1章でも述べたとおり、痛みの原因のほとんどは日常生活や疲労からできるトリガーポイントが原因です。トリガーポイントとなった部分の筋肉が固まり、炎症が起きている状態です。

トリガーポイント注射とは、その部分に局所麻酔を注射して、固まった筋肉をゆるめることで痛みを取り去る治療です。

注射が苦手な人もいるかと思いますが、トリガーポイント注射で私が使う針はかなり細い針なので（25～27ゲージで、打つ場所によって使い分けています）、刺す瞬間に「チクッ」とする程度です。刺す深さも数ミリ程度ですから、注射したあとに痛みが残ることもありません。

注入する薬剤は、メピバカイン塩酸塩注射液（カルボカイン）0・5％、ジブカイン塩酸塩、サリチル酸ナトリウム、臭化カルシウム等を配合したネオビタカインなどの麻酔薬です。

ときにプラセンタをトリガーポイント注射に使用することもあります。どれも副作用はほぼないといってよいレベルです。注射をするだけですから治療時間が短く、患者さんの精神的負担も少なくてすみます。痛む場所や度合いによって、注射する箇所や回数は変わります。

トリガーポイントは、押すと痛みがあったりしこりがあったりするものが多いです。また、痛みのあるところから離れている場合もあります。

◎トリガーポイント注射の効果

本当に人によって違うので一概にはいえないのですが、比較的軽い痛みであれば、1回のトリガーポイント注射ですっかりよくなることも珍しくありません。重度の痛みをかかえる人でも、3～10回程度繰り返し注射すれば、かなりの割合で痛みは軽減されます。

たとえば、MRIで脊柱管狭窄症と診断された83歳の男性が来院したことがありました。病院では手術をすすめられたそうですが、男性は心臓が悪いため手術が受けられなかったそうです。腰が痛くて痛くてたまらないということで、奥さんがあちこち探して、私の病院を見つけて連れてきたのですが、トリガーポイント注射だけで2ヵ月くらいで治ってしまいました。いまもお元気で、腰痛はないそうです。

ほかにも、何年も腰痛に悩まされて、どうしても手術は嫌だとあちこちの病院を転々としていた人が、3、4回トリガーポイント注射をしたら治ってしまったという例は決して珍しくありません。

少し前には、手のしびれを訴えるプロゴルファーの方が来院されました。しびれも筋肉が固くなって血行が悪くなることが原因ですが、99%の整形外科医は頸椎椎間板ヘルニアだと診断します。

その方は、手がしびれて1年ほどまともにゴルフができない状態が続いているとのことでした。そこで肩から背中にトリガーポイント注射をしたところ、しびれが取れたのでびっくりされていました。

また、トリガーポイント注射で痛みは取れても、また再発するケースがあります。再発は日々の仕事や生活習慣が原因だったりするのですが、体質も関係するので仕方のないことかもしれません。ただ、トリガーポイント注射の継続で徐々に体質が変わることもあるので、あきらめないことが肝心です。

第1章で紹介した、加茂淳先生が立ち上げた「MPS（筋筋膜性疼痛症候群）研究会」では、医師だけでなく鍼灸師、理学療法士、整体師、整骨医たちが年2回研究会を開催してトリガーポイント普及に取り組んでいます。MPS研究会のサイト（http://www.jmps.jp/hospital）では、トリガーポイント注射を取り入れている医療機関・施術所を検索することができます。

◎痛みがあっても仕事は続けたほうがいい

定期的に来院される患者さんから、「立ち仕事が原因だと思うので、いまの仕事をやめたほうがいいでしょうか?」と相談されることがあります。私はそういうとき、やめる必要はまったくありませんと答えます。

以前から通院しているある患者さんですが、その方は80歳でスナックを経営していて、お店では家庭料理を出したりしているそうです。なんと夜中の3時まで営業しているらしく、さすがに首や肩が痛くなって定期的にトリガーポイント注射を打ちにくるのですが、ご本人にとってはお店が生きがいなのだそうです。

　手料理を楽しみにしてくれる常連さんがいて、それが生きるよろこびになっている。それはとてもいいことだと思うのです。

　足腰が痛いからといって、お店をやめて家でじっとしている人生より、定期的にトリガーポイントを打ってお店に立ち続ける人生のほうが、よほど充実して、楽しいはずです。

　だから私は体に多少負担がかかって痛みが再発しても、その仕事が好きなら定期的にトリガーポイント注射を継続しながら続けたほうがいいと思っています。

トリガーポイントテーピング

◎トリガーポイントテーピングとは

テーピングというと、足をねんざしたときなどに固定するタイプのものを連想する人が多いと思いますが、私が行っているのは一般的なテーピングとは異なるトリガーポイントテーピングというものです。

トリガーポイントテーピングとは、カイロプラクティックの専門家である加瀬健三氏が考案したキネシオテーピング理論をもとに、私が考案したものです。

ちなみに、キネシオとは人間の体を研究する学問「キネシオロジー（人体運動機能学）」の略です。

一般的なテーピングが固定するのに対し、トリガーポイントテーピングは、逆にゆるめるのが特徴で、筋肉の動きに合わせて伸縮するキネシオテープを使います。陸上選手やお相撲さんなどがよく膝や腰に貼っているので、知らず知らずのうちに目にしたことがあるかもしれません。

トリガーポイントテーピングの効果はかなりのもので、脊柱管狭窄症が原因といわれる腰痛や、膝の痛み、ぎっくり腰まで、その場ですっかりよくなってしまうこともあります。

◎テーピングで痛みが取れるしくみ

なぜテープを貼ることによって痛みが取れるのか、不思議に思う方も多いのではないでしょうか。

くわしく解説したいと思います。

まず、レントゲンやＭＲＩの検査画像から、椎間板ヘルニアや脊柱管狭窄症、変形性関節症と診断されたとしても、その多くはトリガーポイントであるというのはこれまで述べてきたとおりです。

きっかけは、生活習慣などである特定の筋肉が緊張することです。そうなると、血液やリンパ液の流れが悪くなります。

リンパ液は細胞からよぶんな水分や老廃物を運ぶ役割がありますから、流れが悪くなると筋肉が攣縮《れんしゅく》（スパズム）を起こして硬直します。

その状態が続くと、トリガーポイントとなってしまうのです。

するとさらに血流やリンパ液の流れが悪くなり、筋肉内の発痛物質が1ヵ所にどんどんたまり、しびれや痛みを引き起こす原因となるのです。

◎ポイントは「ゆるめる」

トリガーポイントテーピングの最大の特徴は、痛みのあるところを固定するのではなく、テープを貼った部分の皮膚を持ち上げ、皮膚の下の組織全体をゆるめることにあります。

腰なら少し前かがみになった姿勢で、膝なら関節を少し曲げた状態でテープを貼ります。そこから腰や関節を伸ばすと、テープがよってしわしわになります。このしわしわの状態がとても重要なのです。しわがよることで、皮膚を持ち上げ、その下にある筋膜（筋肉を覆っている薄い膜）や筋肉などの組織がゆるみます。

すると周囲の血液やリンパ液の流れが促進され、同時にその周辺にある発痛物質が押し流されます。この作用はテープを貼った直後から現れるため、すぐに痛みが引いてくるのです。

◎痛みを取り去る3つの効果

筋肉をゆるめて痛みをやわらげるのがトリガーポイントテーピングですが、これには大きく3つの効果が期待できます。

1つめは、血流促進効果です。トリガーポイントのある筋肉に沿ってテープを貼るので、下図のように、テープの力で皮膚が引っ張られることで皮下と筋肉の間に余裕ができ、血液やリンパ液の流れがよくなります。

その結果、発痛物質が継続的に排出され、

「ゆるめる」ことで痛みがとれる

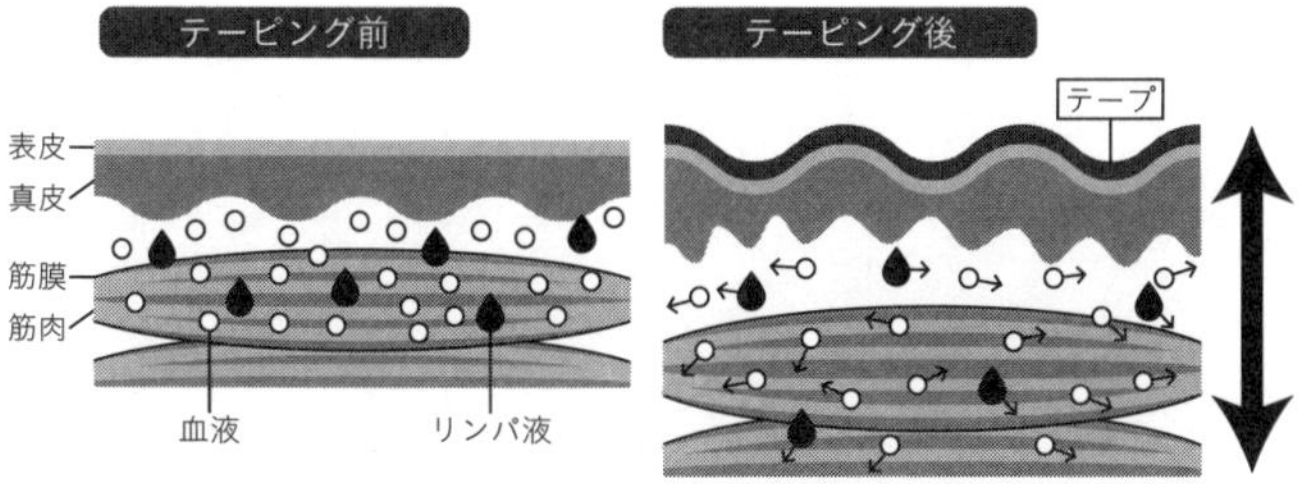

しわしわになったテープの下にある筋膜や筋肉などの組織がゆるんだ状態になり、周囲の血液やリンパ液の流れが促されて発痛物質が排出され、筋膜の硬直が取れるなどの作用によって痛みがやわらぐ。

痛みのやわらいだ状態が続きます。

2つめが、筋力アップ効果。伸縮性のあるテープが衰えた筋肉の動きを助けてくれるため、効率よく動かせば負担なく筋肉を鍛えられます。

たとえば、大腿《だいたい》四《し》頭筋《とうきん》が衰えている人は、膝を支える力が弱くなっているため、膝の動きが不安定でグラつきやすく、そのことが痛みを招く原因のひとつになっていることがあります。

そのような場合、大腿四頭筋に沿ってトリガーポイントテーピングを貼ることで膝が動かしやすくなり、筋力がつくにつれ膝が正しく動くようになり、さらに膝関節の可動域（動かせる範囲）も次第に広がっていきます。膝が動かしやすくなると、発痛物質が排出されるため、痛みが再発する可能性がぐっと低くなります。

そして3つめが、ゲートコントロール効果。私たちは手足をぶつけたりしたときに、無意識に痛いところを手で撫でます。これは、手で撫でるというやさしい刺激によって、強い痛みのとおり道（ゲート）をふさぐしくみを利用した体の無条件反応なのです。

実際、この動作で脳の痛みの感じ方が緩和されることがわかっています。トリガーポイントテーピングを行うと、その部分に同じ効果が働くため、痛みがやわらぐのです。

不思議なことに、腰にテーピングをすることで前屈が深くできるようになったり、テーピングした途端に大腿四頭筋の筋力がアップしたりするのを、何度も目にしてきました。

◎腱鞘炎にも効果絶大なトリガーポイントテーピング

この本を読んでくださっている方の中にも、手がしびれたりして「つかむ」、「にぎる」、「つまむ」といった動作がうまくできず、日常生活に不便を感じている人も多いのではないでしょうか。

そうした手や手首のしびれ、激痛、運動障害を引き起こす原因である「腱鞘炎」や「手根管症候群」にも、トリガーポイントテーピングは効果を発揮します。第4章でくわしく解説しますが、トリガーポイントテーピングは、やり方さえ覚えればご自分でも簡単にできるのでぜひ参考にしてください。

その前に、まずそれぞれの症状の原因について説明します。

腱鞘炎は、指を動かす腱（骨と筋肉をつなぐひも上の組織）を包んでいる腱鞘が、文字どおり炎症を起こす病気です。腱鞘には、腱が骨から外れないよう固定したり、スムーズに動くための滑液を分泌したりする働きがあります。

しかし、なんらかの原因で滑液の分泌が滞ると、腱と腱鞘の間で摩擦が強くなり、痛みをともなう炎症が生じます。その結果、痛くて指がうまく動かせなくなるのです。

さらに進行すると、腱鞘が狭窄を起こして、指を伸ばそうとしたときに「パキッ」

という引っかかりを感じる「ばね指」になる可能性もあります。特に親指や手首の親指側にこの現象が起こるものを「ドケルバン病」と呼びます。

また、手根管症候群は、手首にある手根管で炎症が起こり、親指から薬指にかけて、しびれや痛みが現れる病気です。

手根管とは手首にあるトンネル状の狭い空間のことで、そこには9本の腱と正中神経がとおっています。手根管症候群とは、炎症によって腱が腫れて正中神経が圧迫されることで、指や手首にしびれや痛みなどの症状が生じる病気です。

夜間や早朝に症状が強くなるのが特徴で、進行すると手のひらの親指側の筋肉が痩せて、ボタンかけができなくなったり、親指と小指を使って物をつかめなくなったりします。

腱鞘炎と手根管症候群は、指や手首の筋肉量が少ない女性、低温での作業、反復作業、家事など、手を酷使する人に多く見られます。最近では、パソコンやスマホの操作によって発病する若者も増えてきました。

その他、更年期や妊娠、出産期の女性は、手がむくんで腱や神経が圧迫されやすいことから患者数が多く、女性ホルモン不足も発症の原因ではないかと考えられています。

◎一般的な治療ではなかなか治らない腱鞘炎と手根管症候群

腱鞘炎や手根管症候群の治療は、装具などを用いて手を安静に保つとともに、消炎鎮痛剤やビタミン剤などを処方するのが一般的です。重症になると、ステロイド薬を注射したり、腱鞘や腱を引き開く手術を行うこともあります。それで治ればいいのですが、実際には治療を受けてもよくならない人が大勢います。

これまで、そんな患者さんを多く診てきてわかったことは、指や手首から離れた前腕部にトリガーポイントができているケースが多いことです。

腱鞘炎や手根管症候群に悩んでいる人は、試しに痛みやしびれがあるほうの前

腱鞘炎と手根管症候群

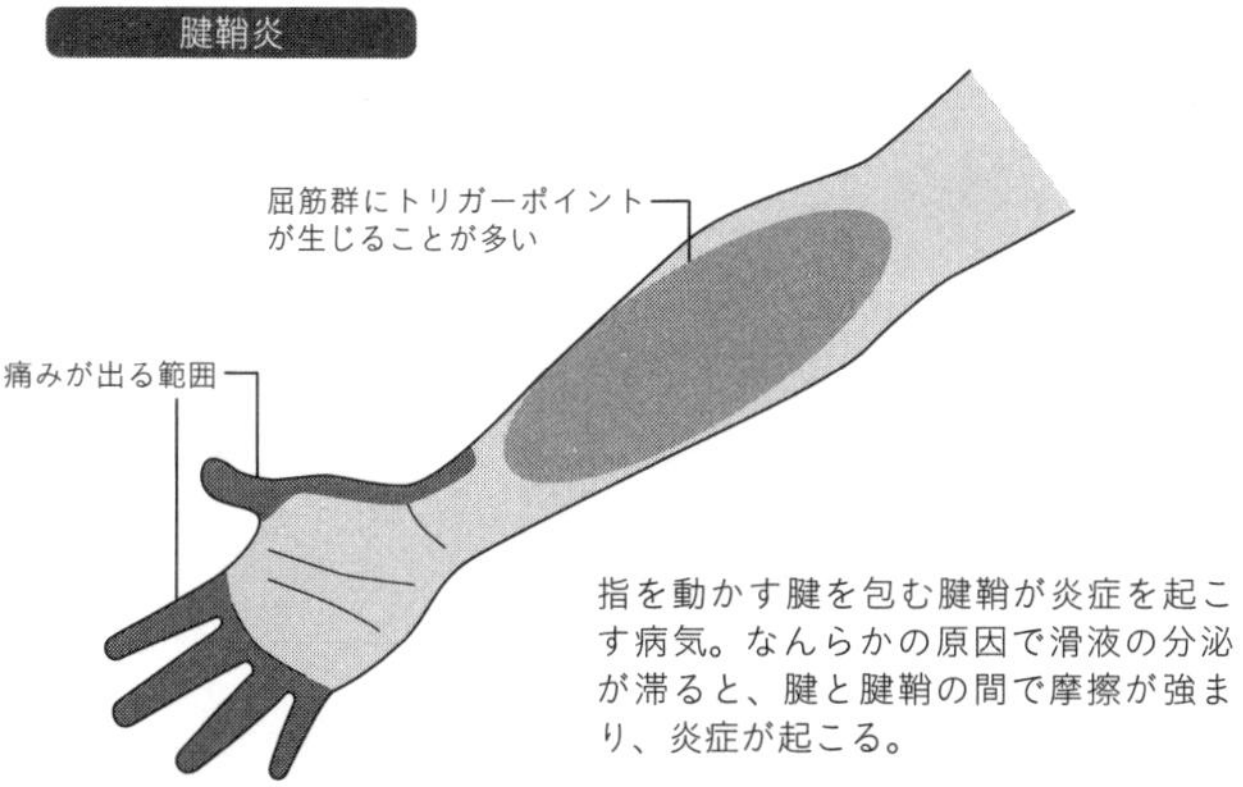

腱鞘炎
屈筋群にトリガーポイント
が生じることが多い
痛みが出る範囲
指を動かす腱を包む腱鞘が炎症を起こす病気。なんらかの原因で滑液の分泌が滞ると、腱と腱鞘の間で摩擦が強まり、炎症が起こる。

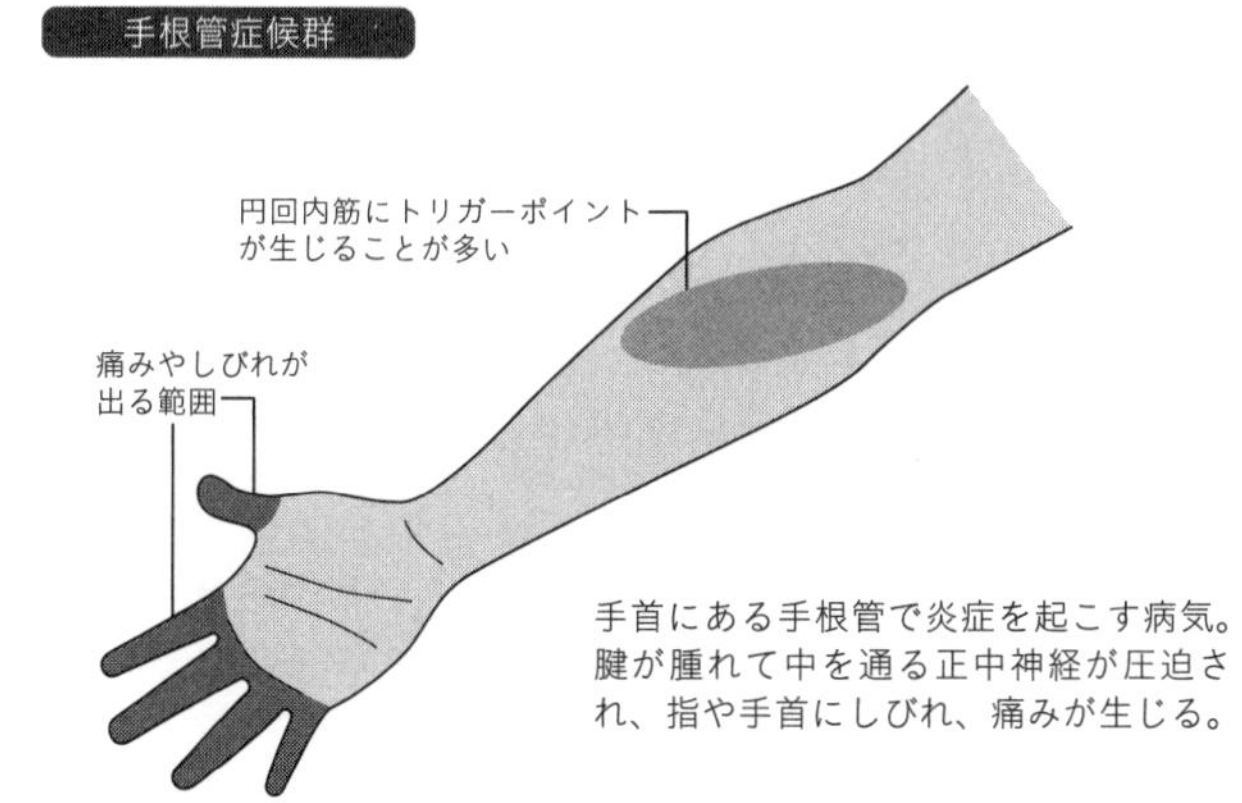

手根管症候群
円回内筋にトリガーポイント
が生じることが多い
痛みやしびれが
出る範囲
手首にある手根管で炎症を起こす病気。腱が腫れて中を通る正中神経が圧迫され、指や手首にしびれ、痛みが生じる。

腕部を、もういっぽうの手の親指で探ってみてください。親指で押すと、強い痛みが走るしこりのようなものが複数見つかるのではないでしょうか。それが、トリガーポイントです。腱鞘炎や手根管症候群と診断されても、実はそのトリガーポイントが指や手首の痛みやしびれの原因になっていることが多いのです。

その証拠に、前腕部にできたトリガーポイントにトリガーポイント注射を打って筋肉のしこりを取り除いてあげると、長年悩んでいた手の痛みやしびれがすっかり消えてしまう患者さんを多く診てきました。

しかし、患者さんの中には注射を嫌がる人も少なくありません。そのような場合には、トリガーポイントテーピングがとても有効なのです。

◎トリガーポイント注射との併用

このように、トリガーポイントテーピングを行えば、硬直した筋肉がゆるみ、血流が改善して柔軟性が戻り、長年凝り固まっていたトリガーポイントが消えて痛みが解消されます。

驚くかもしれませんが、ぎっくり腰の95%は、このトリガーポイントテーピングで歩けるようになるほどです。

脊柱管狭窄症と間歇性跛行で、少しずつしか歩けなくなり、手術が必要といわれた患者さんも、トリガーポイントテーピングを施しただけで歩けるようになるなど、その効果には驚くべきものがあります。

私はたいていの場合、トリガーポイント注射とトリガーポイントテーピングの両方を同時に行います。そのほうが、早く痛みから開放されるからです。1回の注射とテーピングでよくならなくても、何回か続けることで、次第によくなっていきます。

痛み別のトリガーポイントと治療例

◎腰痛・下肢痛（坐骨神経痛）

腰痛は、仙棘筋の圧痛部や腰椎椎間関節部位、上殿神経部位、腎兪《じんゆ》、気海兪《きかいゆ》、大腸兪《だいちょうゆ》などのツボに、痛みの度合いに応じてトリガーポイント注射を打ちます。

腰痛にはコルセットをつけることが一般的ですが、私は「圧迫・固定」するコルセットより、「ゆるめる」トリガーポイントテーピングをします。

トリガーポイントテーピングは、一見コルセットや従来から行われているテーピングに似ているように見えるかもしれません。

コルセットや従来のテーピングは、患部を上から押さえつけて圧迫しますが、トリガーポイントテーピングは皮膚を持ち上げ、あまり引っ張らずにテーピングします。コルセットとトリガーポイントテーピングは、逆の作用なのです。

ですから、腰痛のときは体幹部をできるかぎり前屈させてテーピングをするのです（足関節ねんざの場合は、膝と足関節を曲げて患部を痛くない程度に突っ張らせた状態でテーピングします）。

ぎっくり腰はトリガーポイントが原因となっていることが多いため、患部を「ゆるめる」トリガーポイントテーピングだけで95％はよくなります。

コルセットとテーピングの違い

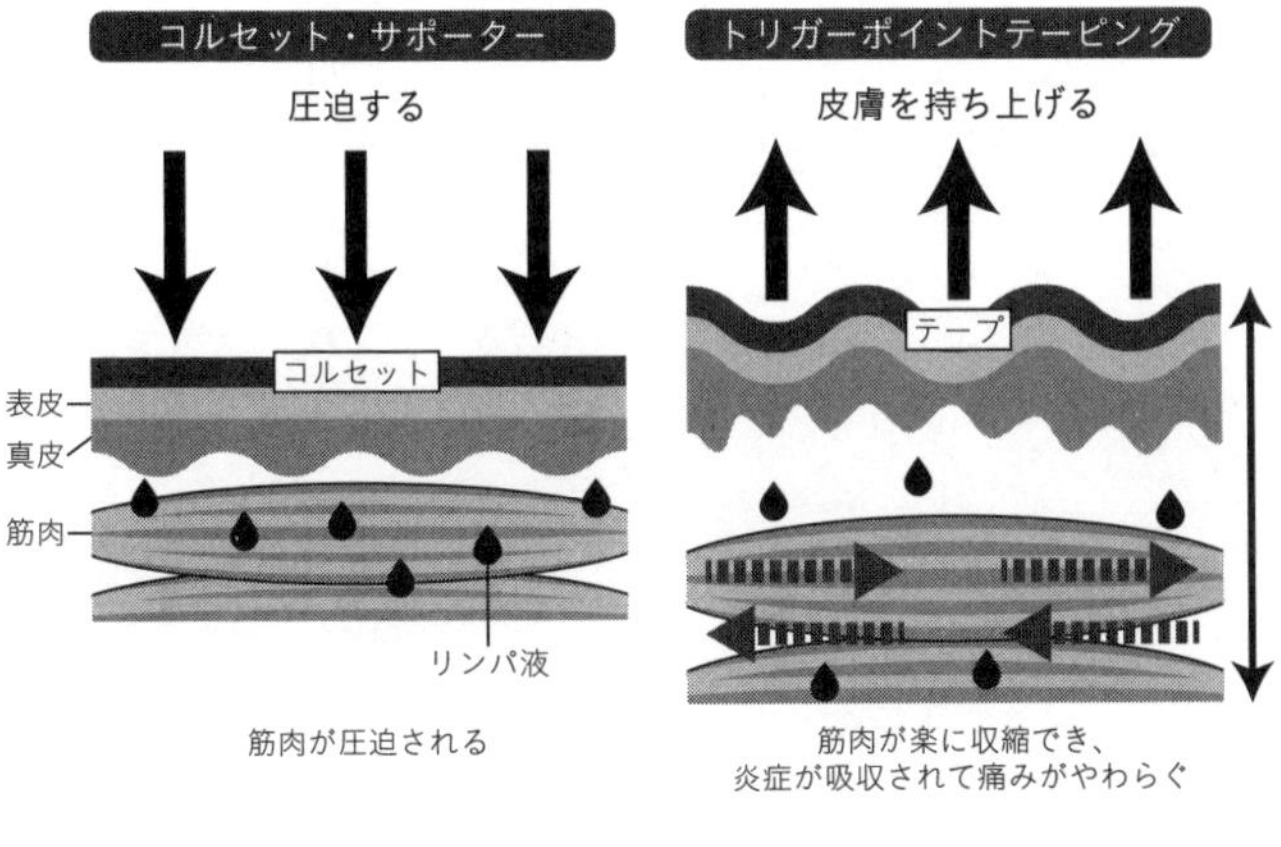

トリガーポイントテーピングのよいところは、貼っている間が治療期間となることです。お風呂に入っても粘着力は持続するため、5日から7日は貼ったままの状態を保てます。

はがしても痛みがあれば再度同じテーピングを行い、はがしても痛みがなくなればそれで治療は終了となります。

◎殿部から大腿後面、ふくらはぎにかけての坐骨神経痛

医師から腰椎椎間板ヘルニア、脊柱管狭窄症からの坐骨神経痛と診断された場合、椎間板が神経根を圧迫しているために痛みが発生するといわれます。そのため、神経ブロックや神経根ブロックなどを行い、それでもよくならなければ手術をすすめられるのが一般的です。

しかし、この坐骨神経痛は主にデスクワークや長時間の運転など、日常的に座っ

殿部から大腿後面、ふくらはぎにかけての痛み
（いわゆる坐骨神経痛）のトリガーポイント
（「腰椎椎間板ヘルニア」「腰部脊柱管狭窄」と診断されることも多い）

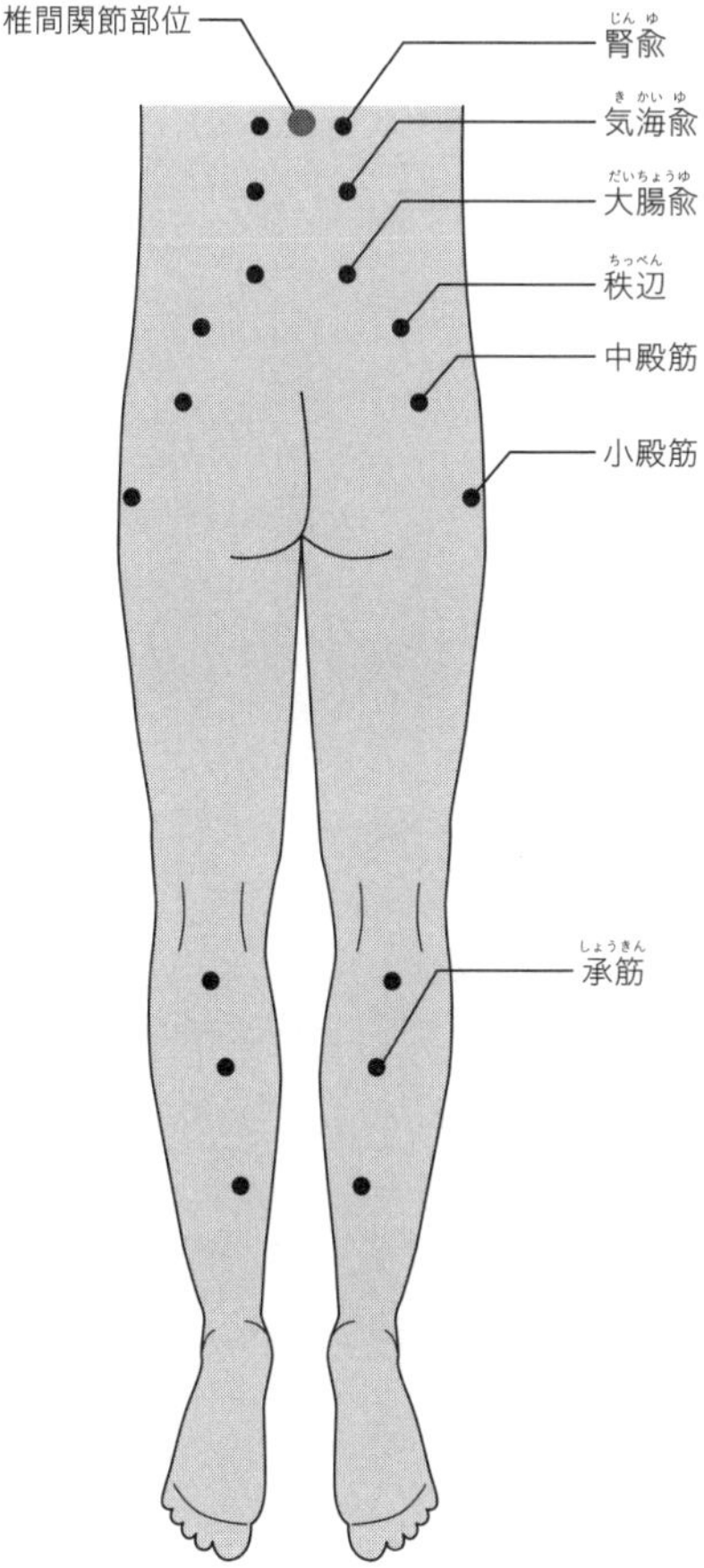

た姿勢をする人、長時間の歩行、足を酷使する仕事などで起こります。また、庭仕事などしゃがんだ姿勢での作業が原因で起こることもあります。

いずれにしても、坐骨神経痛は腰椎が原因ではなく、生活習慣からくる一時的なトリガーポイントが本当の原因であることが多いのです。

ＭＲＩを見ると椎間板が神経を圧迫しているので手術が必要だといわれても、手術の前にトリガーポイント注射を試してみることをおすすめします。

坐骨神経痛には、小殿筋、中殿筋、大殿筋、ふくらはぎの承筋《しょうきん》のツボなどにトリガーポイント注射を打ちますが、中殿筋のトリガーポイントテーピングを併用するとより効果的です。

◎股関節痛

変形性股関節症、臼蓋形成不全などからくる股関節痛には小殿筋、秩辺《ちっぺん》のツボ

股関節痛のトリガーポイント
（「変形性股関節症」「股関節の臼蓋形成不全」と診断されることも多い）

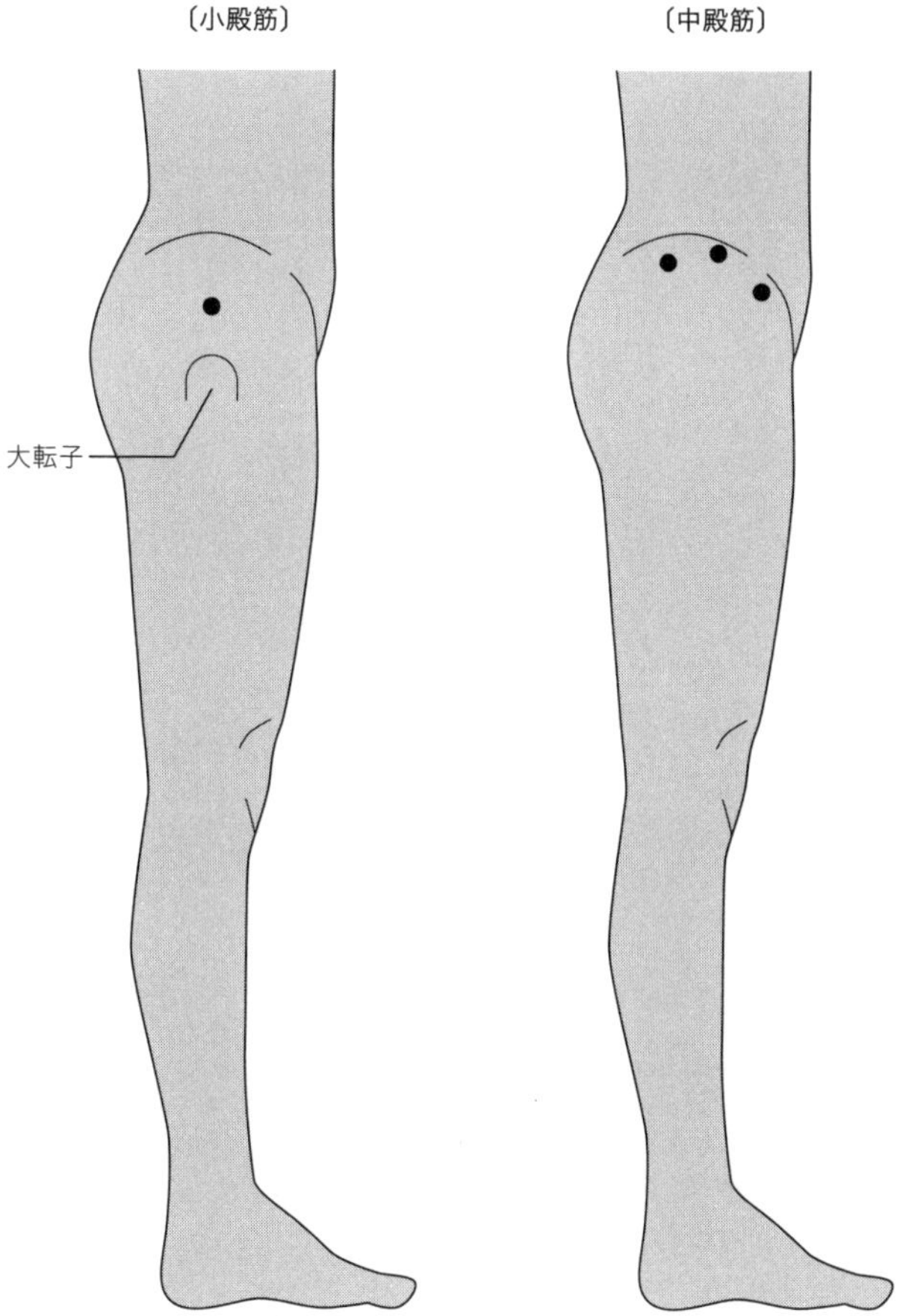

などにトリガーポイント注射を打ちます。本当に関節軟骨が摩耗して関節が狭くなっているために股関節痛を起こす人もいるのですが、これらの部位にトリガーポイント注射することで、レントゲンでは変形があるにもかかわらず股関節痛が改善して、日常生活を支障なく送れるようになった人を数多く診てきました。

トリガーポイント注射で股関節痛が改善するのは2割から3割程度ですので、変形性股関節症の人がトリガーポイント注射を数回してもよくならない場合は、人工関節の手術をすすめることになります。

◎膝の痛み

変形性膝関節症による膝の痛みには、一般的に低周波、温熱、運動療法、O脚予防の足底板、ヒアルロン酸の関節内注射などの保存的治療が行われ、改善しなければ人工関節をすすめられます。しかし、膝の痛みというのは、いつもより

大腿四頭筋の内側広筋のトリガーポイント
（「変形性膝関節症」による痛みと診断されることが多い）

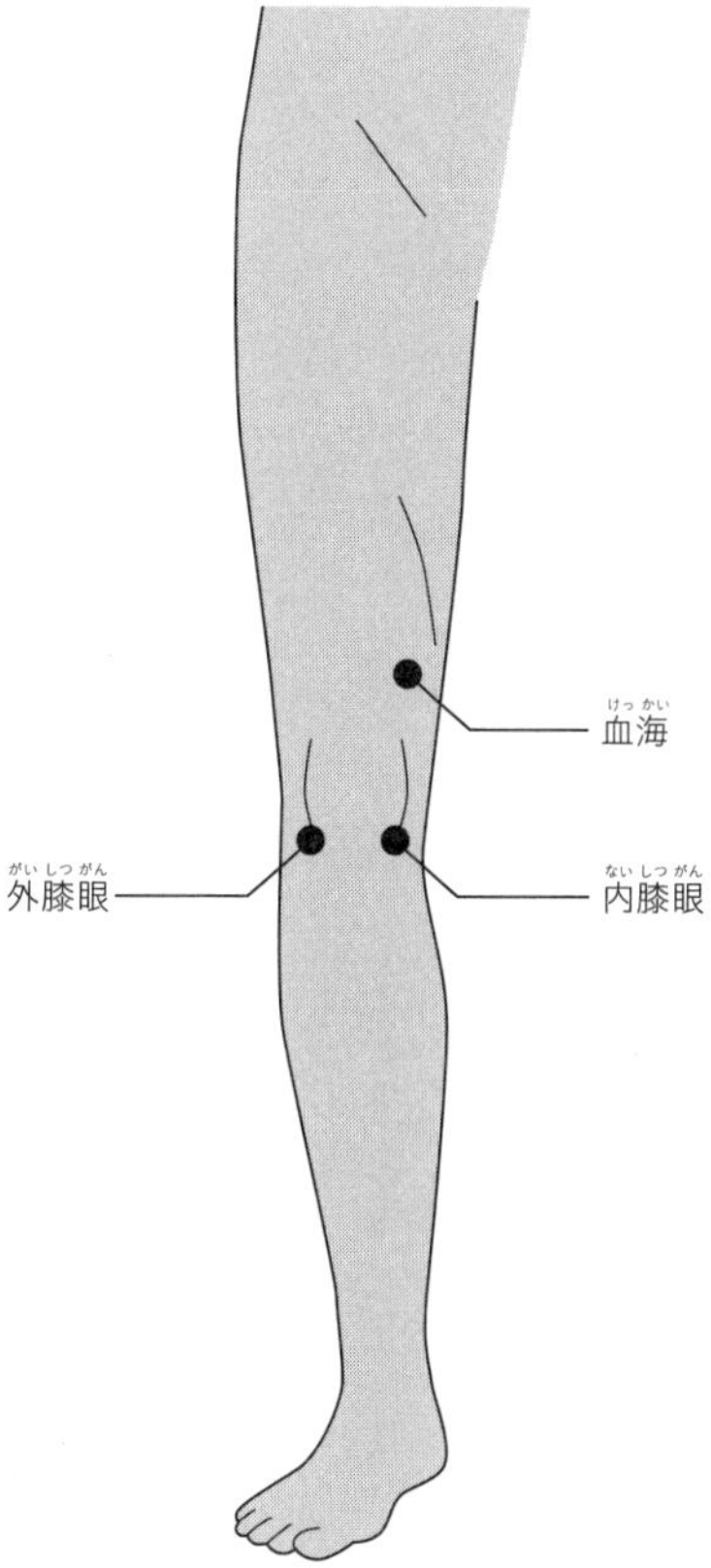

ちょっと歩きすぎた、旅先で楽しかったので知らない間に歩きすぎた、運動をしすぎた、長時間しゃがんだといった、関節軟骨とは関係のない内側広筋の筋硬結やトリガーポイントが原因となっていることが多くあります。

そのような場合は、内側広筋や血海《けっかい》、外膝眼《がいしつがん》、内膝眼《ないしつがん》などのツボにトリガーポイント注射を打ち、トリガーポイントテーピングを併用することで日常生活に復帰できる人も多いのです。

◎小殿筋のトリガーポイント効果

殿部から大腿部、膝関節の一連の痛みは、一般的には腰椎が原因といわれます。しかし私の経験では、小殿筋のトリガーポイントが原因となっていることが多いのです。

殿部から膝関節にかけての痛みを訴えたとき、診察で小殿筋を触られることはほとんどないでしょう。整形外科医も腰椎のＭＲＩを見て、圧迫所見や膝関節軟骨に原因があると判断することが多いのです。

いままでつらい神経ブロックやリハビリ等では症状が改善されなかったのに、この小殿筋の一部分にトリガーポイント治療をしただけですぐに楽になってしまうので、患者さんは不思議な感覚になることが多いようです。

おそらく小殿筋は、日常生活での過度の動作の影響を最も受けやすい部分だからではないかと思います。

膝の痛みと同様、散歩をしすぎた、旅行で歩きすぎた、庭仕事に没頭した、長時間座って作業をした、運動をしすぎた……などが小殿筋に筋硬結をもたらして、痛みやしびれが出るのです。

小殿筋のトリガーポイント

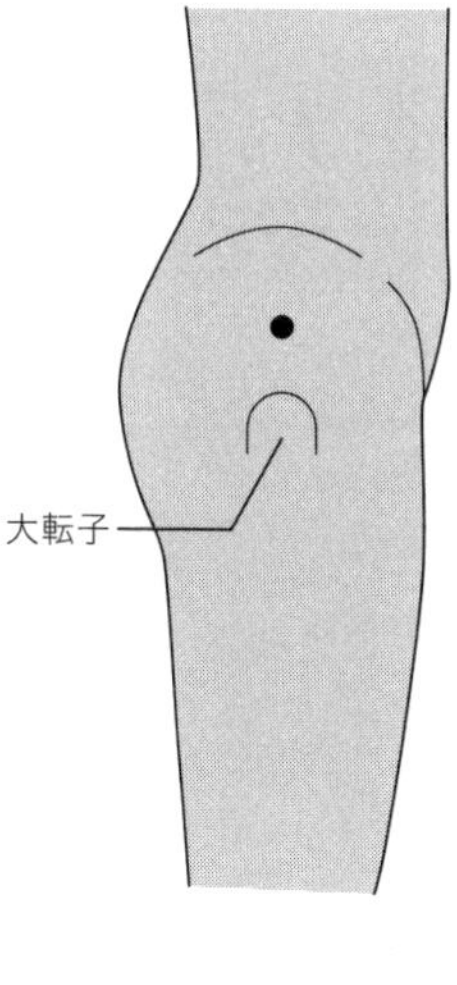

小殿筋のトリガーポイントを取り除くためにストレッチやボールで圧迫することも有効ですが、筋肉の奥に硬結があるので、トリガーポイント注射をするほうが手っ取り早いと思います。

この小殿筋のトリガーポイントは、下肢の変なざわざわした感じ、股関節の痛み、坐骨神経痛、下肢のしびれなどの原因になることが多く、とても重要です。これらの症状がある場合、まずは自分で股関節外側にある出っ張った骨（大転子）の上部をマッサージしたり、ボールで圧迫することをおすすめします。

◎肩、上肢から、手指にかけての痛みやしびれ

肩、上肢から手指にかけての痛みやしびれは、医師から頸椎椎間板ヘルニアと診断され、ＭＲＩで頸椎椎間板が神経を圧迫していると説明されたとしても、肩甲骨内側にある菱形筋《りょうけいきん》群と棘上筋《きょくじょうきん》、棘下筋《きょくかきん》のトリガーポイントが原因であるこ

肩、上肢から手指にかけてのしびれや痛みのトリガーポイント
（「頸椎椎間板ヘルニア」による痛みと診断されることが多い）

〔菱形筋群（小菱形筋・大菱形筋）〕

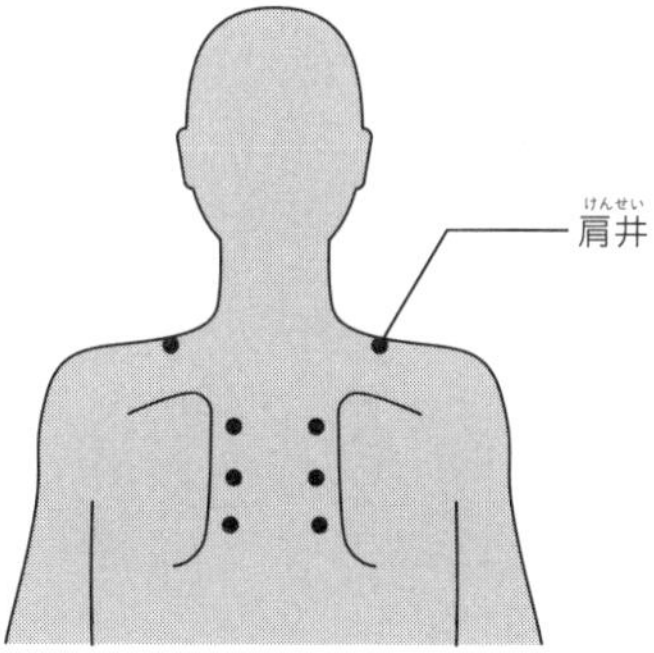

〔棘上筋〕

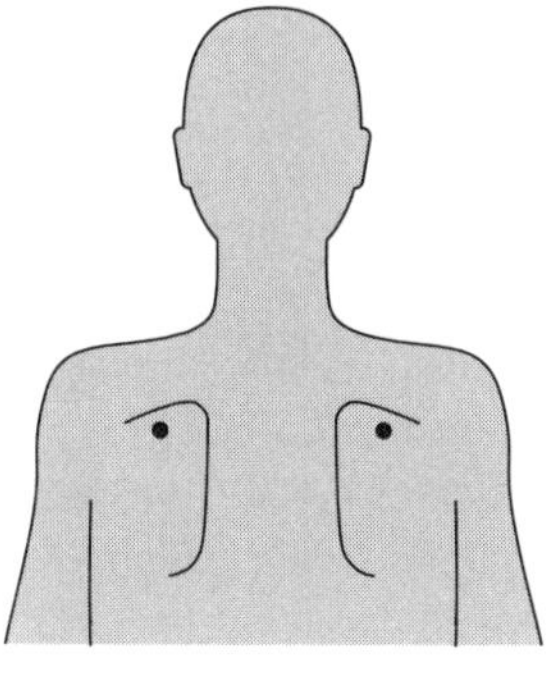

〔棘下筋〕

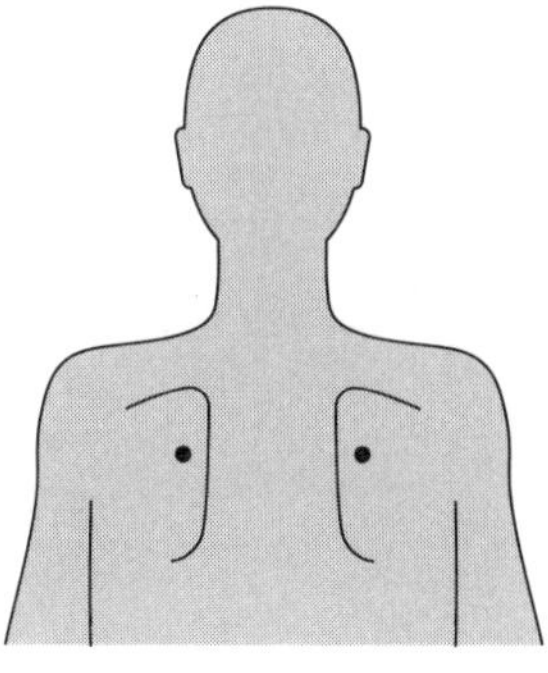

とが多いのです。

これも日常生活などでできやすいので、4、5ヵ所のトリガーポイント注射でトリガーポイントの筋肉をゆるめれば、改善します。

経験上、この部位の注射は坐骨神経痛より短期間で効果が出やすいです。

◎肩こり

肩こりは、僧帽筋のトリガーポイントが主な原因です。そのため、僧帽筋にある肩井《けんせい》にトリガーポイント注射を打ちます。同時に、棘上筋、棘下筋にも打ちます。

肩こりにトリガーポイント注射を打つと「どうせ一時的なものでしょう?」という人もいますが、一回の注射で長年悩んでいた肩こりが軽減し、半年や1年たっても持続して、マッサージや整骨院通いから開放された人がたくさんいます。

肩こりがひどく、頭痛まで引き起こしているときは、後頸部の「池」のような

肩こりのトリガーポイント〔僧帽筋・菱形筋〕

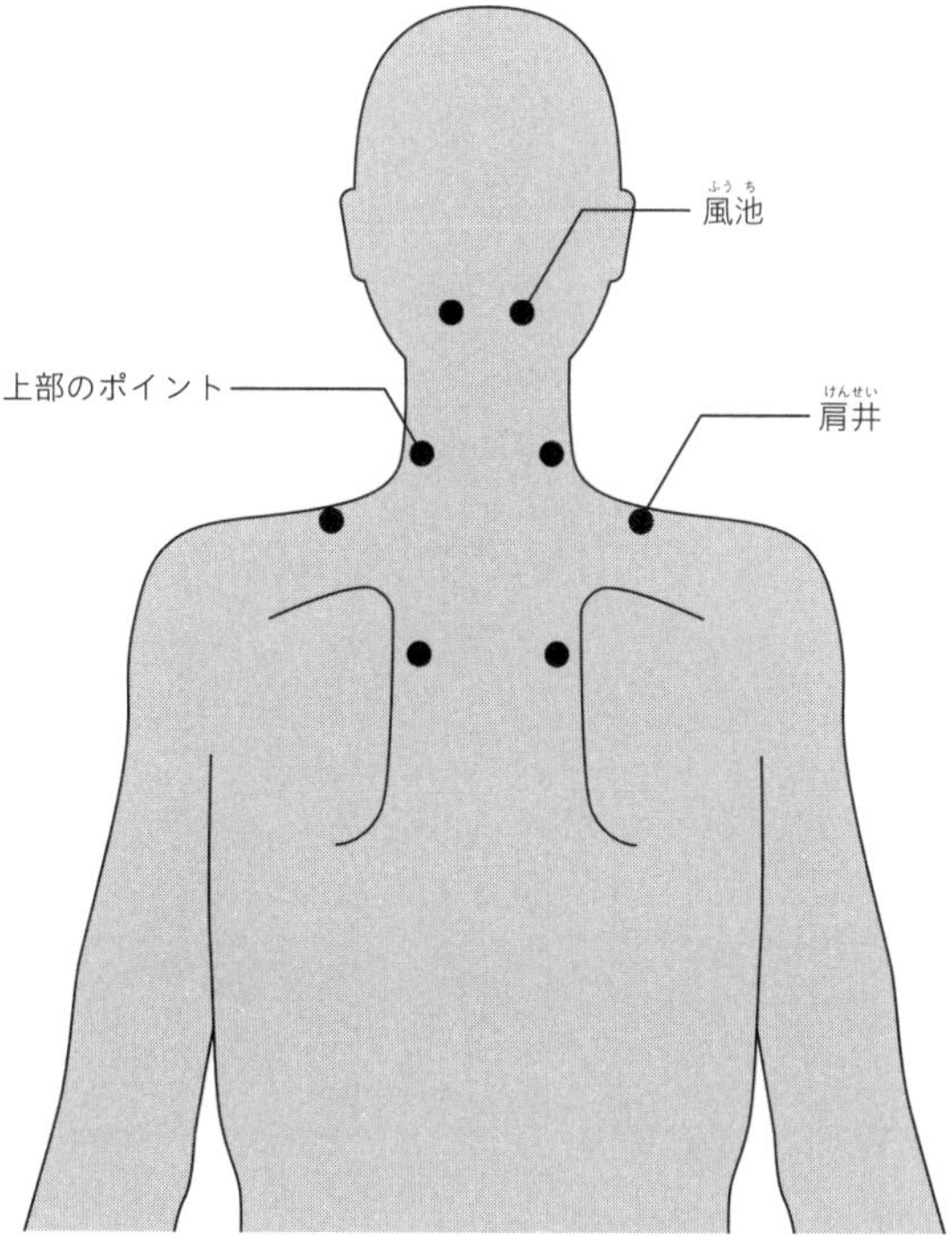

・上部のポイントは一般的に圧痛（押してみると痛い）があり、しこり（筋硬結）になりやすいところ。その他は鍼治療で使うツボ。
・一時的な肩こりには上部のポイント、慢性の肩こり症にはツボを使うことが多い。

くぼみの風池《ふうち》というツボにトリガーポイント注射を打ちます。頭のつけ根なので注射されることを怖がる人もいますが、骨に到達するほど深く針を刺すわけではないので危険はありません。

◎手根管症候群

主に長掌筋《ちょうしょうきん》、橈側手根屈筋《とうそくしゅこんくっきん》にトリガーポイント注射をしますが、大陵《だいりょう》、内関《ないかん》のツボにトリガーポイント注射を打つこともあります。

プラセンタ療法

◎プラセンタとは何か

ご存知の方も多いと思いますが、プラセンタとは「胎盤」のことです。

胎盤は胎児を守り育てるための一時的な臓器で、胎児は胎盤をとおして母親から血液や栄養を受け取ります。また、老廃物も胎盤をとおして母体の血液中へ排出します。それだけでなく、肺や肝臓などの臓器が充分に機能していない胎児のために、各種の臓器の代行もします。

胎児が受精卵から10ヵ月ほどで、立派な赤ちゃんとして外界に産み出されるために、胎盤はなくてはならない臓器なのです。

古くは古代ギリシャ時代から胎盤を粉末化されたものが薬として利用され、漢方でも「紫河車《しかしゃ》」と呼ばれてきた、現代でも欠かすことのできない生薬のひとつとなっています。

◎プラセンタ療法の効果

胎盤から抽出されたプラセンタエキスを、注射薬、一般医薬品（内服薬）、サプリメントなどにしたものを治療に用いることを「プラセンタ療法」と呼びます。

胎盤には、ミネラルやビタミンなど、胎児の成長に必要な栄養素の供給源となるだけでなく、さまざまな薬理作用を持っています。

主な薬理効果だけでも、「自律神経調整作用」、「肝臓の強化」、「基礎代謝向上と細胞の活性化」、「免疫賦活作用」、「抗炎症作用」、「内分泌調整作用」、「抗酸化作用」、「血行促進」など多岐に渡ります。

ただ、なぜそんな効果があるのかは、残念ながらいまのところはっきりとわかっていません。なぜなら科学的に合成された医薬品のように有効成分が単独で働くのではなく、さまざまな成分が複合的に働きかけると考えられているからです。未解明の物質を含めると、胎盤には数千種類もの物質が含まれており、実は成分ではっきりしているのは、アミノ酸類だけなのです。

しかし、プラセンタは合成された自然由来の生物製剤だからこそ、医薬品にはない効果を発揮するといわれています。

日本でもプラセンタは保険適用薬としても認められていて、注射液としては「メルスモン」と「ラエンネック」が厚生労働省の認可を取得しています。

一般的に「メルスモン」は更年期障害と乳汁分泌不全に、「ラエンネック」は肝機能改善への適用が認められています。

◎プラセンタ療法の研究

さまざまな形態で実用化されているプラセンタ療法ですが、効果が確認された主な治療法は「皮下・筋肉注射」、「ツボ注射」、「トリガーポイント注射」、「組織療法（埋没療法）」の4つで、これらは医療機関でのみ受けることができます。

そして、実はプラセンタ療法で使われる注射液は、日本人が生み出したものなのです。日本では、「一般社団法人・日本胎盤臨床学会」が50年以上に渡り、プラセンタの効果を研究し、有効性を示すデータの蓄積や、個別の病気に対する治療効果を検証、アカデミックな基礎研究を積み重ねるとともに、国際交流などの活動をしています。

日本胎盤臨床学会の参加者は、医師、看護師、製薬会社関係者などで、内科、外科、整形外科、小児科、耳鼻咽喉科、産科・婦人科、皮膚科、精神科、心療内

科、歯科、美容外科、美容皮膚科など専門領域の枠を超えて、３００を超える医療機関が参加しています。

◎プラセンタの副作用

ここ10年ほどで、プラセンタ療法は広く認知されるようになりました。

しかし、プラセンタに懐疑的な医師もいます。そうした医師は、安全性や副作用に不安を持っているようです。

安全性については感染症とホルモンがよく取り上げられますが、プラセンタには副腎皮質ホルモンなどは含まれていません。また、プラセンタエキスの原材料となるヒト胎盤の提供者は、健康な人間に限定されています。

その胎盤に、１０１℃以上、１時間以上の塩酸加熱処理が行われるほか、１２１℃、１時間の高圧蒸気滅菌も行われます。こうした厳しい製造過程で血液、細菌、ウイルス、さまざまなホルモン、タンパク質は除去されてしまいます。ですから安全性や副作用の心配はないといっていいでしょう。

ただひとつ、プラセンタ治療を受けると、輸血ができなくなります。

これは、狂牛病（ＢＳＥ）問題が関係しているのですが、先ほど述べたとおり、現在のプラセンタエキスの原材料はすべてヒト由来であり（サプリメントはブタ、ウマの胎盤が原材料の場合もあります）、ＢＳＥとは無縁です。しかしながら、変異型クロイツフェルト・ヤコブ病（ｖＣＪＤ）のリスクが残ると考えられているためです。

ただしｖＣＪＤの発症は、多く見積もっても1億人あたり0・04人で、狂牛病対策がないときでも、ｖＣＪＤのリスクは100億人に4人程度でした。そして、これまでプラセンタ療法によるｖＣＪＤ感染の報告は一件もありません。それでも、ｖＣＪＤの感染予防対策として、その検査方法が見つかるまで輸血制限を受けることになっているのです。

◎プラセンタを治療に取り入れるようになったきっかけ

実は私も、「プラセンタなんて、本当に効果があるんだろうか?」と、どちらかといえば懐疑的なスタンスでした。そんな私がプラセンタを治療に取り入れるようになったのは、ある出来事があったからです。

いまから20年前のことです。高校時代からの友人が、職場で困っている女性がいるので診てやってくれないかといってきたのです。くわしく聞くと、病名は不詳、顔面以外の全身がアトピーのようにかぶれ、発疹も広がっていて、大学病院も一生治らないかもしれないとサジを投げたというのです。

そんなわけで友人である私になんとかしてやってくれないかと泣きついてきたのですが、そもそも私は整形外科医であって、皮膚科の専門医ではありません。だから「そんなの無理だよ。大学病院で駄目なものを治せるわけがない」と一度は断りましたが、駄目でもいいから何か試せるものはないかというので、当時人からすすめられていたプラセンタというものがあるが、効果はよく知らない。それでもよければ試すだけは試してみると答えたのです。

そして、その女性にプラセンタ注射と漢方を織りまぜた治療を開始したのです。すると驚いたことに、みるみる症状が軽くなって、1年後にはすっかりよくなってしまったのです。その患者さんはいまも症状はないのですが、再発を心配してプラセンタを打ち続けています。

私はどこも悪いところはないのですが、プラセンタのよい結果を目の当たりにして以来、毎日自分でプラセンタ注射を打っています。そのおかげか、現在も体調を大きく崩すこともなく、27年間、月曜日から土曜日まで診療を休むことなく続けられています。

さきほど述べたようにプラセンタのむずかしいところは、明確にこれに効きますよという確証がないことでしょうか。即効性もありません。ただ、ゆっくりとではありますが、効果があるというのは医師として実感しています。

しかし説明がむずかしいので、最初からはすすめません。それにプラセンタ注射は自費になってしまいますから、1本2000円ほどと高価なこともあります。

私の病院は、紹介などでさまざまな患者さんがいらっしゃるので、希望する人にはプラセンタ注射を打ちますが、これまでの経験だと次のような症状に効果がありました。

●整形外科的なもの…肩こり、腰痛、リウマチなど
●皮膚科的なもの……アトピー性皮膚炎、脱毛、花粉症など
●婦人科的なもの……月経困難症、更年期症候群、生理不順など
●耳鼻科的なもの……めまい、臭覚障害など

少し変わったところでは、うつ病などもあります。重いうつ病の人が来院する

ことはありませんが、関節の痛みと軽いうつ病をわずらっている患者さんもいるので、そういう人には効果があることがわかっています。

もちろん、腰痛に使うこともあります。多くの場合はトリガーポイント注射と併用しますが、再発を防ぐためにトリガーポイントにプラセンタ注射を打つケースもあります。たとえば、慢性的な腰痛がトリガーポイント注射によって徐々によくなってきた段階で、プラセンタ注射でよい状態をキープするようなイメージで使います。即効性のあるトリガーポイント注射と、持続性のあるプラセンタ注射を使い分けるというわけです。

プラセンタの利点は、思わぬよい副作用があることです。

具体的には、体調不良で疲れているのでプラセンタ注射をしていたら、手術が必要なほどの巨大な扁桃腺炎が治ったり、皮膚湿疹の治療のためにプラセンタ注射をしていたら、非定型抗酸菌症がいつの間にか消失してしまったというような例を実際に診てきました。

◎整形外科ではなく「整形内科」?

少し脱線しますが、なぜ整形外科医の私がトリガーポイントテーピングなどを治療に取り入れるようになったのかをお話ししたいと思います。

「はじめに」でも書いたように、完璧な治療は存在しません。ある人には効果があっても、それが別の人に同じように効果があるとはかぎらないのです。

しかし私は患者さんに対して、「治せません」とはいいたくありません。その人が痛いというなら、その痛みをできるだけ取り除いてあげたいのです。

そのためには、たくさんの武器を持っておく必要があります。ですから私は、よさそうだと思った治療があれば、自分なりに調べて取り入れてきました。これまで数々の治療を試してきた中で、私が効果があると確信しているのが、現在行っている3つの柱なのです。

テーピングについては、整形外科医であることを伏せて、会費を払ってキネシオテーピングの講座に通って学びました。その後自分なりに試行錯誤を繰り返して、現在のトリガーポイントテーピングとなりました。整体師でキネシオテーピングを行う人は多いと思いますが、整形外科医でテーピングを取り入れているのは、全国でも私くらいではないかと思います。

これは別に自慢したいからではありません。整形外科医は、もっとテーピングを取り入れるべきだと思うのです。実際に効果があるわけですから、治療に使わない手はありません。しかし、大多数の整形外科医は、薬や湿布で駄目なら手術をしようとします。私は、こうした現状を変えたいとずっと思ってきました。

私が行っている主な治療は、注射とテーピング、その他漢方薬を出すこともあります。切った張ったという治療とは無縁で、やっていることは内科の先生とあまり変わりません。そういう意味では、私は整形外科医というより、整形内科医なのかなと思うこともあります。

第3章

症例で見る痛みの取り方

治癒に向かったさまざまなケース

この章では、第2章で紹介した私の治療の柱であるトリガーポイント注射、トリガーポイントテーピング、プラセンタ注射によって、つらい症状が実際に治癒に向かった例を紹介します。

case1
車椅子生活も覚悟した両足のしびれと腰痛がトリガーポイントテーピングで解消

神奈川県在住のNさん（女性・67歳）は、美容院を営んでいて、長年立って働いていたことから多少の腰痛はありました。それが大掃除をしていて重たい家具を持ち上げた際、両足にしびれを感じ、同時に腰痛もひどくなったといいます。

病院に行くと脊柱管狭窄症と診断され、治療を受けましたが、いっこうによくなりません。仕事に差しつかえるので、なんとか治したい一心で十数ヵ所の整形外科を渡り歩いたといいます。整骨院にも通ってみましたが、駄目でした。

そこで神経ブロック注射を受けることを決意します。神経ブロック注射は、それはもう強烈な痛みだったそうです。しかし、痛みに耐えて合計11回の神経ブロック注射を打っても、ほとんど効果はありませんでした。

そして、治療開始から3ヵ月後に、医師から手術をすすめられました。

その頃になると、まっすぐ立つことさえ困難になり、杖をつきながら前かがみになってなんとか歩けるほどの状態でした。着替えも困難になり、ついには美容院を休業せざるを得なくなりました。あまりの痛みに、車椅子生活も覚悟したそうです。

そんなある日、知人からトリガーポイントとプラセンタ療法の存在を教えてもらい、来院されました。

私はまず、Nさんの腰とお尻にプラセンタとトリガーポイント注射を打ち、同時にトリガーポイントテーピングも施しました。

私が「どうですか？」と尋ねると、Nさんは「痛みとしびれが少しやわらいだ気がします」とのことでしたが、あまりに状態が悪いため、それ以降、週2回のペースで通院してもらうようお願いしました。来院される度に、プラセンタとトリガーポイント注射、トリガーポイントテーピングを行いました。

すると、1ヵ月半ほどで、歩くのが困難だったほどの痛みがすっかりよくなりました。

Nさんは、一時期はしびれと痛みで仕事ができず、ストレスで落ち込む毎日だったが、痛みがなくなったら働く意欲がみなぎってきたとよろこんでいました。その言葉どおり、すぐに美容院を再開され、現在もバリバリ働いているそうです。

私はNさんの脊柱管狭窄症を治したとは思っていません。注射とテーピングだけでは、脊柱管狭窄症が治せないことは明白です。ではどうして治ったのかというと、この患者さんの痛みは脊柱管狭窄症ではなく、単なる筋肉の硬直による殿部のトリガーポイントが原因だったからなのです。脊柱管狭窄症の人は実際にいますが、私には治すことはできません。手術しても100％完治というわけにはいかないでしょう。

どうしてこんなことが起こるのでしょうか。現代はMRIが発達したため、腰痛や坐骨神経痛の患者さんはほとんどMRIを撮ってから治療をはじめます。しかし、第1章で書いたとおり、腰痛も坐骨神経痛も経験したことのない健常者のMRIでも、7割から8割は椎間板が突出していたり、脊髄が狭窄症になっていたりするのです。

腰痛や坐骨神経痛は、一時的または長年の生活習慣からくる症状なのです。ですから小殿筋あたりを押してみると圧痛やしこりがあり、その部分にトリガーポイント注射をするだけで治ってしまうのです。

しかし、いまの整形外科医はＭＲＩで異常を見つけたら、ここぞとばかりに治療に専念し、決して患者さんの腰部や殿部（特に小殿筋あたり）を触ってたしかめようとしません。こんな簡単なところの、こんな簡単な筋肉のしこりが痛みの原因だとはまったく思っていませんから、激痛をともなう脊髄の治療を続け、駄目なら手術になるわけです。

こうしたケースに出会うことは、日常茶飯事です。

いま、世の中には脊柱管狭窄症と診断された患者さんで溢れかえっています。果たして、その中に本当の脊柱管狭窄症の人はどのくらいいるのでしょうか。

私は、トリガーポイント注射だけで痛みから解放された患者さんがどれほどいるか、ほかの整形外科医にも知ってもらいたいと思っています。

case2

トリガーポイント注射で、むち打ちによる首と肩の痛みが消えた！

トリガーポイント治療は、むち打ちによる首の痛みにも有効です。

東京都に暮らすYさん（女性・38歳）は、腰掛けていた椅子の足が突然折れて転びそうになった拍子に、むち打ちを起こしてしまったそうです。

それ以降、首全体が重たくなり、首から肩にかけてズキズキという痛みに悩まされるようになりました。ときには鋭い痛みが襲ってくることもあり、夜中に飛び起きてしまうこともあったといいます。

マッサージや鍼灸整骨院にも通いましたが、症状はよくなりません。むしろ、日が経つにつれ痛みはどんどんひどくなっていきました。尋常ではない痛みに、もしかしたら骨に異常があるのかもしれないと考え、来院されました。

診たところ、Yさんの骨に異常はなく、首と肩にできたトリガーポイントが痛みの原因でした。

そこで、トリガーポイント注射とトリガーポイントテーピングを施しました。Yさんの場合、首と肩にそれぞれトリガーポイントができていたので、2ヵ所に注射を打つ必要があります。同時にトリガーポイントテーピングも施しましたが、念のため、週に1度のペースで通院してもらうようお願いしました。

第4章でくわしく解説しますが、トリガーポイントテーピングは自分でできるので、Yさんにもその方法をレクチャーし、実践してもらいました。

Yさんのケースでは、2週間もするとトリガーポイントがほぐれてきて、痛みもずいぶん薄れてきました。そして1ヵ月後には、ご本人が「尋常ではない」といっていた痛みがすっかり消えてしまったのです。それ以降、首が痛むことはないそうです。

ただ、Yさんは毎日10時間ほどパソコンで仕事をしているため、以前からひどい肩こりに悩んでいたといいます。

トリガーポイント注射やテーピングは肩こりにも有効なので、いまでも3ヵ月に1度は来院されています。

case3 神経ブロック注射も効かなかった脊柱管狭窄症がプラセンタ注射でほぼ完治

茨城県に住むHさん（女性・84歳）は、２００６年の6月に脊柱管狭窄症と診断されました。医師からは手術をすすめられましたが、怖くてどうしても手術を受ける気になれなかったといいます。

しかし、腰が痛くて家事もままならないため、神経ブロック注射を毎月1回打つ治療を3ヵ月続けたそうです。ところが、ほとんど効果がなく、途方にくれていたそうです。

Hさんが来院されたのは、その年の12月のことでした。

雑誌で知ったプラセンタ注射というものを打ってほしいとのことだったので、週に1回、2アンプルずつプラセンタ注射を打つことになったのです。

しかし1ヵ月後、問題が発生しました。それまでHさんのつきそいで茨城県から車を運転してくれていた娘さんの仕事が忙しくなり、都内の私の病院まで毎週通うのが困難になったのです。そこで、自宅でも服用できるプラセンタのサプリメントを併用することにしたのです。

それまでの1ヵ月間のプラセンタ注射で、腰痛はかなり改善していましたが、それ以降はプラセンタのサプリメントを毎食後に2粒ずつ飲み、通院は1ヵ月に1度になりました。

そこから3ヵ月で、Hさんの腰痛はほぼ解消し、家事もらくらくできるようになったということでした。

case4

腰の痛みと間歇性跛行で車椅子生活だったがプラセンタ注射で痛みが激減

東京都に住むSさん（男性・77歳）が私の病院を訪ねてこられたのは、2007年11月のことでした。そのとき、Sさんは車椅子に乗っていました。

つきそいの娘さんによれば、腰に強い痛みがあり、病院で診察を受けたところ脊柱管狭窄症と診断され、それから何軒もの病院で治療を受けたそうです。

最初の病院で手術をすすめられましたが、本人がどうしても嫌だというので、鎮痛剤や神経ブロックなどの治療を定期的に受けていたといいます。

しかし効果はほとんどなく、2年前からは間歇性跛行も発症し、100メートル歩くのに3回ほど休憩が必要な状態になってしまいました。いっぽう、腰の痛みも増すばかりで、ついには車椅子を使うようになりました。

そんな状態になっても、手術だけはどうしても受けたくないと、断り続けてきたそうです。そんなときに娘さんが雑誌でプラセンタ注射のことを知り、私の病院にSさんを連れてきたのでした。

娘さんの希望もあって、初日にプラセンタ注射を2アンプル打ちました。その後は週に1度通院してもらい、プラセンタ注射を続けたのです。

そこから1ヵ月ほどたった頃でしょうか。娘さんから電話がかかってきました。くわしく聞くと、Sさんの腰痛が激減して、車椅子なしで歩く練習をはじめられるようになったとうれしそうにいうのです。これにはSさんはもちろん、娘さんもかなり驚いたようです。

それから、さらに1ヵ月が経過した頃、自宅でスタスタと歩いたり、階段の上り下りができるようになったそうです。

そして3ヵ月が経過した頃には、自宅から電車で30分ほどの距離まで、ひとりで地下鉄に乗って買い物に出かけるようになったというのです。

それからも月に1度のプラセンタ注射を続けましたが、腰にわずかなしびれが残るものの、痛みはすっかりなくなってしまいました。間歇性跛行も収まったので、散歩も自由にできるようになり、体調もよくなったとよろこんでいました。

case5 10年来悩まされてきた膝の痛みがその場で楽になった!

美容院を経営しているMさん(女性・80歳)は、お店を娘さんにまかせ、忙しいときだけ手伝いをしていました。ただ、10年ほど前から膝の痛みを感じるようになり、立っているのがつらく、美容院の手伝いがほとんどできなくなったことが悩みの種でした。

そんなMさんが、なんとか膝の痛みを取りたいと来院されたのが、2年前の夏のことです。

それまでMさんは近所の整形外科に通い、ヒアルロン酸の関節内注射などを受けていたこともあったそうですが、いっこうによくならなかったといいます。椅子に座っている間はあまり痛みはないのですが、立ち上がって動こうとすると激痛が走り、長時間立っていることができない状態でした。

診察すると、大腿四頭筋の筋膜や筋肉にトリガーポイントができていることがわかりました。そこで、トリガーポイント注射で筋肉の硬直をほぐすとともに、トリガーポイントテーピングを施しました。

すると、Mさんの膝の痛みはすっとやわらぎ、膝の曲げ伸ばしが楽になった気がすると驚いていました。Mさんにもトリガーポイントテーピングのやり方を指導し、あとは自宅で行ってもらうようすすめました。ちなみに、トリガーポイントテーピングで使用するテープは、粘着力が続くかぎり数日間は貼ったままでかまいません。

それ以降、Mさんには週に1度の割合で通院してもらい、経過を診ていきました。病院から家が少し遠く、電車で1時間以上かかるものの、Mさんは熱心に通院してくださいました。そして3ヵ月後には筋膜や筋肉の硬直も徐々に取れ、膝の痛みもずいぶん軽減されてきたため、月に1度の通院に切り替えました。

その頃になると、Mさんは娘さんの美容院をときどき手伝えるまでに回復しており、馴染みのお客さんたちにトリガーポイントテーピングのことを話していたそうです。

実際、Mさんから聞いたといって、膝の痛みに悩む人が来院されたこともあります。そういう人たちは、以前とは見違えるほど元気に歩くMさんを見て、自分も治るかもしれないと思ったそうです。そういった人たちにも、トリガーポイントテーピングを自分でできる方法を指導しました。

いまでは、娘さんから頼まれれば美容院を手伝うことができるようになったと、Mさんはよろこんでいました。もう治療の必要はないのですが、再発予防のため2ヵ月に1度ほど診察を受けにこられます。

case6

起床時の膝の激痛がトリガーポイントテーピングでスタスタ歩けるほどに回復

主婦のTさん（57歳）は、数年前から右の膝に痛みを感じ、近くの整形外科でヒアルロン酸注射を打ちながら、鎮痛剤で痛みを抑えていました。しかしいっこうによくなる気配はなかったそうです。

Tさんの場合、起床時にベッドから起き上がって床に足をついたときに膝に激痛が走り、階段の上り下りのたびに膝に痛みが走り、普段は杖がないと歩くこともままならない状態でした。

なんとか痛みを取る方法はないかと悩んでいたところ、知人からトリガーポイントテーピングのことを教えてもらい、来院されました。

さっそくTさんの右膝にトリガーポイントテーピングを施したところ、テープを貼るなり、「痛みがやわらいだ気がする」というので、少し膝を動かしてみるよう促しました。すると、「膝がスムーズに動く」とよろこんでいました。

ただ、Tさんの膝はかなり悪い状態だったので、テープ1枚ではなく、2枚使って効力アップを試みました。そうすると、さらに膝が軽くなったと感じたようで「まるで魔法みたい」と興奮気味に話していたのをよく覚えています。

トリガーポイントテーピングは、ただテープを貼るだけなのに即効性があるため、その効果に驚く患者さんが実に多いのです。

その後、Tさんにはトリガーポイントテーピングの方法を指導して、ご自宅で実践してもらうことにしました。

1週間後、再診で訪れたTさんは、初診のときとは別人のように明るい表情をしていました。少し前までは、杖をつきながら、休み休み歩いていたそうですが、再診のときは杖なしでスタスタ歩けるようになったとうれしそうにいっていました。膝の曲げ伸ばしが楽になり、就寝時にもトリガーポイントテーピングを行うことで、起床時の膝の痛みに悩まされることもなくなったそうです。

case7

100メートルも歩けないほどの脊柱管狭窄症でも、すぐに痛みがやわらいだ

右足に痛みをかかえたAさん（男性・58歳）が来院されたのは、2011年7月のことでした。腰部脊柱管狭窄症と診断されたAさんは、その時点で手術を2回受けていました。手術を受ければ治ると思っていたそうですが、術後しばらくすると痛みがぶり返し、2度目の手術のあと、今度は左足まで強く痛むようになったといいます。主治医に相談したところ、またもや手術をすすめられ、さすがに辟易して、別の病院を探していたそうです。

Aさんは間歇性跛行の症状がひどく、100メートルも歩けないほどの状態でした。しかし、脊柱管狭窄症の患者さんとしてはまだ若い方なので、治りは早いのではないかと思いました。

そこでまず、トリガーポイント注射を打ったあと、中殿筋と、脊柱起立筋にそ

れぞれトリガーポイントテーピングを施したのです。するとその場ですぐ痛みやしびれがやわらいだとAさんは驚いていました。

治療開始からわずか3ヵ月で、Aさんの両足の痛みやしびれは完全になくなりました。間歇性跛行もなくなり、いまではトリガーポイントテーピングもなしで過ごされています。

トリガーポイントテーピングは、痛みが取れれば必要ありません。再び痛みやしびれが出るようなら、また行えばいいのです。

ちなみに、テーピングと似たものに、コルセットがあります。たしかに、腰にやさしい柔軟性コルセットを装着すれば、腰が楽になります。しかし、筋肉をゆるめるトリガーポイントテーピングと患部をきつく固定するコルセットはまったく異なるものです。

背骨を固定し、体重を支える筋肉を助ける働きがあるコルセットは、長期間使い続けていると背骨を支える筋力が衰えてしまい、外すとかえって痛みが増すこともあります。

それに対し、トリガーポイントテーピングは、衰えていた筋力がテープの伸縮力によって補われます。そのため、関節の柔軟性や可動域を保ったり、骨格のずれやゆがみを矯正する筋肉の動きを助けたりする効果があるため、筋力が衰えることはないのです。

case8
手術が必要だといわれた脊柱管狭窄症がトリガーポイントテーピングで回復

脊柱管狭窄症と診断され、一般の整形外科医が「手術が必要」と判断するのは、次のような症状が出ている場合です。

・腰痛と坐骨神経痛が著明で、投薬、リハビリ、神経根ブロックなどの保存的治療をしても治らない

・10〜20メートル歩くと痛みとしびれが強くなり、歩けなくなる（間歇性跛行）
・立つこともむずかしい。寝ていても足が痛む

これらの場合、整形外科医は手術をすすめるはずです。しかし、これら重度の脊柱管狭窄症の症状が出ていても、トリガーポイントテーピングで軽快することがあります。

重度の脊柱管狭窄症だったBさん（男性・85歳）も、そんなひとりです。

Bさんは間歇性跛行があり、50メートルほど歩いては休憩しなくてはならず、寝ている間も足の痛みに悩まされていたといいます。

3つの大きな病院で手術が必要といわれ、神経根ブロック注射も3回受けたそうですが、いっこうによくならないので、手術を覚悟していました。

しかし、数ヵ月前に心臓の冠動脈閉塞でステントを入れる手術をしていたことを理由に、主治医から手術はできないといわれ断念。そこで奥様が雑誌で私の記事を見て来院されたのでした。

最初は、週に2回の頻度で、左小殿筋と中殿筋にトリガーポイント注射とプラセンタ注射を打ちました。その後、少しずつ軽快してきたため、週に1回のトリガーポイント注射に移行し、初診から2ヵ月で間歇性跛行としびれはすっかりよくなりました。もちろん、寝ている間の痛みも消え、熟睡できるようになったとうれしそうに話されていました。

Bさんは、現在も会計士として仕事をこなしています。

このBさんのケースでは、大変興味深い事実がありました。

というのは第1章（46ページ）でも紹介したとおり、初診の際、手術をすすめられたという病院で撮ったMRIの画像と、痛みが取れたあとのMRIの画像をくらべてみると、脊髄にまったく変化がなかったのです。

MRIによる画像診断が、必ずしも痛みやしびれと一致するとはかぎらないというわかりやすい症例で、痛みの原因は、殿部にできたトリガーポイントだったということです。

case9

手術は絶対したくない重度の脊柱管狭窄症も約1年でほぼ完治

Wさん（女性・72歳）は、脊柱管狭窄症と診断され手術をすすめられていました。

しかし、「絶対に手術はしたくない」という本人の強い希望から、知人の紹介で来院されました。初診時は、左坐骨神経痛がひどく、自力での歩行が困難なほどでした。ご家族にかかえられるようにして来院されましたが、持参されたMRIの画像では、脊柱管の狭窄が明らかでした。

ただ、これまで何度も述べているとおり、画像診断で脊柱管狭窄症と診断されても、原因はトリガーポイントであることがほとんどです。

Wさんには左小殿筋にできていたトリガーポイントに、プラセンタ注射を2アンプル打ちました。同時に殿部にトリガーポイントテーピングも施しました。

Wさんの自宅から病院までは車で1時間ほどかかるため、週に1、2回しか来院できませんでしたが、3ヵ月が経過する頃には自力で歩行できるようになり、11ヵ月経過した頃には歩行も正常にできるまでに回復しました。

たまに少し痛みを感じることもあるようですが、日常生活にはまったく支障がないそうです。旅行も楽しめるようになり、Wさんの「絶対に手術はしたくない」という希望を叶えることができて、本当によかったと思っています。

case10
腱鞘炎で動かない親指がトリガーポイントテーピングですぐに動き出し、数週間で完治

埼玉県に住むOさん（女性・53歳）は、右手の親指が動かしにくく、痛みもひどいと来院されました。症状は1年前から出たらしく、近所の整形外科で治療を受けていましたが、いっこうによくなるきざしがないとのことで、違う病院を探していたそうです。

Oさんの職業は画家ですが、指を使いはじめると症状が出るため、創作意欲ま
でなくなってしまったといいます。
診断したところ、Oさんの症状は腱鞘炎による典型的な「ばね指（腱が引っか
かって指が動かしにくくなる症状）」でした。その年の秋の展覧会に向けて、大作を
制作しなければならないのに、手が使えないと嘆いていました。
腱鞘炎は不思議なもので、気にすれば気にするほど症状が悪化するという特徴
があります。Oさんも、指の動きが治らなければ画家を辞めることも覚悟するほ
ど落ち込んでいました。
そこでまず、Oさんの前腕にできていたトリガーポイントにトリガーポイント
注射を打ち、そのあと、トリガーポイントテーピングを施しました。
その効果はてきめんでした。テーピングをして間もなく、Oさんは「あれ？
動く、動く！」とうれしそうな声をあげました。それまで動かしにくかった親指
が、トリガーポイント注射とテーピングだけで、すっと動いたのです。痛みもや

わらいだそうです。

Oさんにはその後、自宅でできるトリガーポイントテーピング（第4章でくわしく解説します）のやり方を指導し、前腕部にできたトリガーポイントをこまめに指で押してほぐすようお願いしました。

その結果、Oさんの腱鞘炎は3回の診察ですっかり治ってしまいました。

case11
箸も持てなかった手根管症候群がトリガーポイントテーピングで改善

主婦のUさん（34歳）は、右手の親指、人差し指、中指のしびれを訴えて来院されました。

包丁を握ったり、箸を使ったりすることができず、主婦として大変困っているとのことでした。

別の病院で手根管症候群と診断されて治療を続けていましたが、まったく改善が見られないうえ、手術をすすめられて怖くなり、当院を訪ねてこられたのです。

手根管症候群の特徴は、夜間や朝方に症状が強く現れることです。Uさんの場合も、起床時に右手がこわばった状態で、ゆっくり時間をかけて手のひらを広げないといけなかったそうです。

しびれもともなっていて、手を少し振るだけでも指先がピリピリしたとのことです。また、夜間は指のしびれのため、なかなか寝つけなかったといいます。

そこで、Uさんにもトリガーポイント注射を打ったあと、トリガーポイントテーピングを行うことにしました。

トリガーポイントテーピングの長所は、すぐに効果が現れる点です。Uさんも、手首と前腕にテーピングを施したとたん、指のしびれがやわらいだと不思議そうな顔をしていました。

それ以降は、週に1度通院してもらい、自宅でできるトリガーポイントテーピングの方法も指導しました。また、前腕部にできていたトリガーポイントもこまめにマッサージしてほぐすようお願いしました。

その結果、10回ほどの通院で、手根管症候群の症状はまったく出なくなり、Uさんも以前のように家事ができるとよろこんでいました。

case12

MRIで椎間板ヘルニアと診断され、何をしても効果がなかった腰痛と坐骨神経痛が改善

腰痛と右坐骨神経痛に悩まされていたFさん（女性・53歳）は、整形外科で撮ったMRIから腰椎椎間板ヘルニアと診断され、1年ほどリハビリ、投薬、神経根ブロックなどの治療を受けていましたが、なかなか改善しないとのことで来院されました。

MRIでは第5腰椎、第1仙椎間の突出があり、神経を圧迫していることが坐

骨神経痛の原因だと説明されたといいます。

Fさんには、中殿筋、小殿筋へのトリガーポイント注射を週に2、3回打ったところ、坐骨神経痛は改善しましたが、しびれはまだ少し残るとのことだったので、現在もトリガーポイント注射は継続しています。

このように、MRIで椎間板が神経根を圧迫していることが腰痛や坐骨神経痛の原因であると医師から説明されれば、患者さんはそれに従うほかないのが実情で、そのため神経根ブロックや手術を受けることになります。

ですが、坐骨神経痛のほとんどは中殿筋や小殿筋のトリガーポイントが原因なので、トリガーポイント注射で改善することが多いのです。

しかし、ほとんどの整形外科医は、MRIでの椎間板の突出が腰痛や坐骨神経痛の原因であるという固定観念と先入観から、本当の原因であるトリガーポイントに触ることもなく終わってしまいます。

私が開業して27年間でわかったことは、実はほとんどの坐骨神経痛は中殿筋、小殿筋のトリガーポイントが原因であり、椎間板ヘルニアや脊柱管狭窄症が原因ではないということでした。坐骨神経痛は生活習慣病の一種なのです。

case13
眠れないほど痛かった殿部からふくらはぎの痛みが仕事復帰できるまでに改善

Rさん（女性・59歳）は、殿部の両側と太ももの裏側からふくらはぎにかけてのひどい痛みに悩んでいました。夜中に痛みで起きてしまうほどだったそうです。数ヵ所の整形外科で検査した結果、MRIで椎間板の突出が見られたため、Rさんは椎間板ヘルニアとの診断を受けました。歩行が困難なほどの状態だったので手術をすすめられましたが、手術は受けたくないという本人の強い希望で、来院されました。

診察したところ、Rさんの両側の大腿後面の大腿二頭筋と、ふくらはぎの腓腹筋に圧痛と複数のトリガーポイントがあり、大殿筋と中殿筋にもトリガーポイントがありました。

くわしく聞くと、Rさんは飲食業を営んでいて、毎日狭いところを立ちっぱなしで歩きまわっていたそうです。現在は痛みが原因で、仕事を休んでいるとのことでした。

そこで大殿筋、中殿筋、大腿二頭筋にトリガーポイント注射を打ち、5回ほど通院してもらったところ、仕事に復帰できるまでに軽快しました。

Rさんの場合、全身の筋肉、特に下半身に硬結が起こりやすく、体質的にトリガー

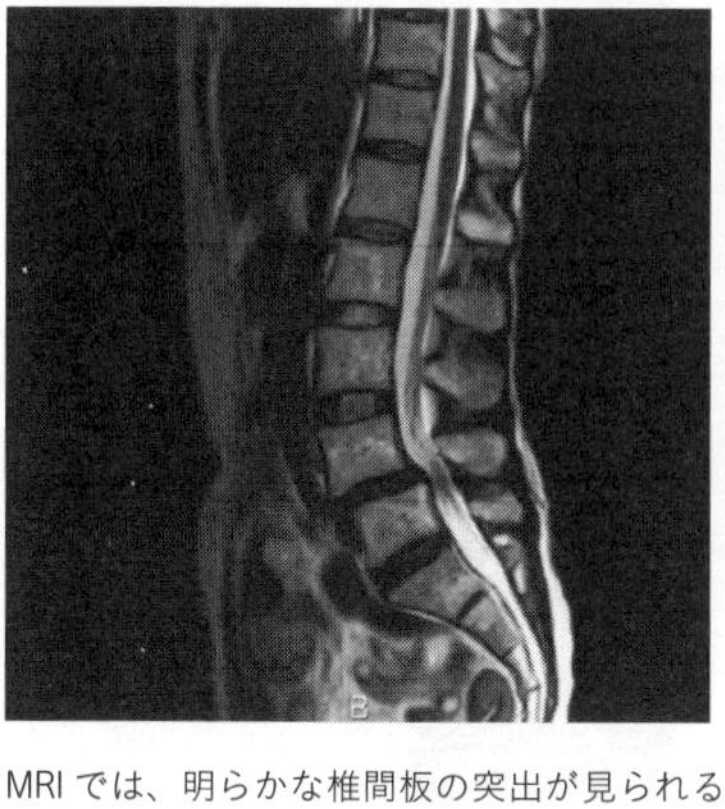

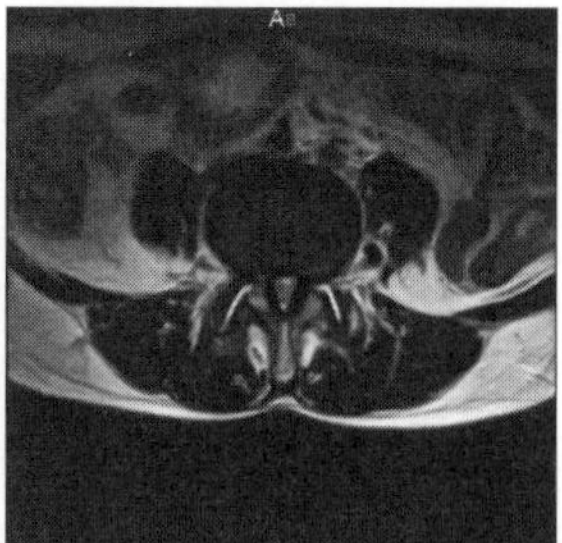

MRIでは、明らかな椎間板の突出が見られる。

ポイントができやすい状態でした。

このように、坐骨神経痛は腰椎椎間板ヘルニアが原因で起こるとはかぎらず、本当の原因はトリガーポイントであることが多いのです。

case14

痛みで寝てばかりいたが、プラセンタ注射とトリガーポイント注射で8000歩歩けるまでに

Eさん（女性・68歳）は、10年ほど前から右足が痛み出し、医大の附属病院で脊柱管狭窄症と診断されました。医師からすすめられて神経根ブロック注射を受けたときは、雷が落ちたようなものすごい痛みを感じたそうです。

それでなんとなくよくなったと感じたのもつかの間、今度は左足に痛みが出るようになり、以前治療を受けた病院を再受診すると、神経根ブロックか手術をするしかないといわれ、恐怖から痛み止めだけでしのいでいたといいます。

寝ていても、足の角度を変えると電気が走るようにビリビリと足が痛み、間歇性跛行の症状も出はじめました。台所に立っているだけで腰が痛くなり、ほとんど寝てばかりいる生活になってしまったそうです。

そんな頃に来院されたのですが、週1回のプラセンタ注射をして、そのほかの日はトリガーポイント注射を併用しました。その後、3ヵ月ほどで痛みはずいぶん取れましたが、しびれは少し残っていました。

しかし、治療を続けて1年ほどで腰の痛みはまったくなくなりました。

たまにしびれは出るようですが、歩行にはまったく支障がないまでに回復し「8000歩の散歩ができるようになった」とよろこばれていました。

case15
腰痛でほとんど寝たきり状態から
ヘルパーいらずの介護度Iへ

20年も前から腰痛を持っていたDさん（女性・79歳）は、あちこちの整形外科で電気療法を受けたりしていましたが、その間も腰の具合はどんどん悪くなり、骨セメントを入れる手術を受けました。

しかしそれでも回復するきざしはなく、手術を受けた病院からは「これ以上の治療はできない」とさじを投げられたそうです。

Dさんが来院されたのは2008年6月ですが、ほとんど寝たきり状態で、ご家族の車でお越しになりました。家の中では一日中横になっている状態で、動かなければならないときは這って移動していたといいます。介護認定を受けると介護度2といわれ、ヘルパーさんに来てもらう生活でした。

週に1度のプラセンタ注射とトリガーポイント注射を施し、途中から痛みが楽になったため2週間に1度の治療に切り替えました。

その後、Dさんは半年ほどで歩けるようになりました。２００９年5月には、10分以上歩いても大丈夫、介護度も1になり、ヘルパーさんに来てもらわずにすむようになったとのことでした。

case16 重度の間歇性跛行も、本人の強い意志で3年で改善、7年で完治

Iさん（男性・74歳）は、間歇性跛行がひどく、１００メートル歩くことさえ困難な状態でした。

他院で撮ったＭＲＩでは脊柱管狭窄症と診断され、手術が必要だといわれていました。それまでにも神経ブロック注射を打ったり、鍼灸整骨院などで治療を受けていましたが、まったく改善は見られなかったといいます。

来院時には、両側坐骨神経痛と左下腿痛がひどく、歩行障害もありました。そこで、両側大殿筋、小殿筋にトリガーポイント注射とプラセンタ注射を打ちました。

Iさんの間歇性跛行は相当ひどい状態だったので、改善するまでに3年かかりましたが、治療開始から7年後には間歇性跛行は完全になくなり、問題なく日常生活を送れるようになりました。

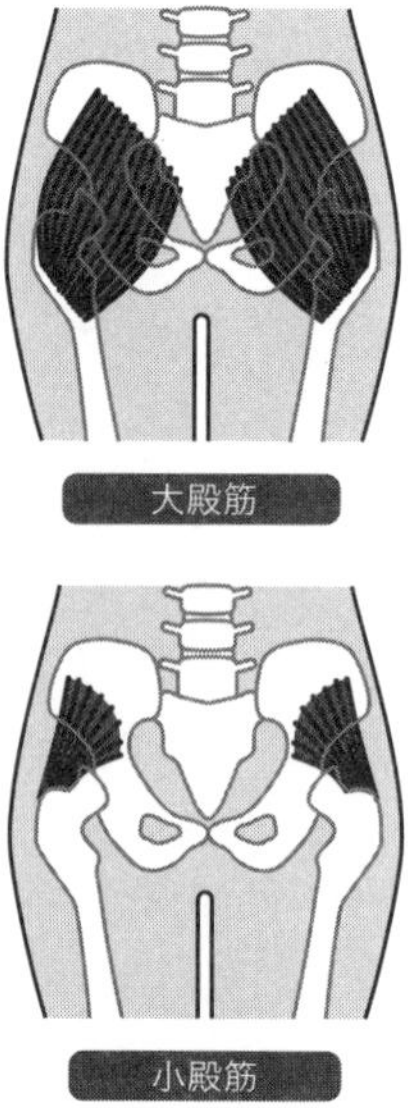

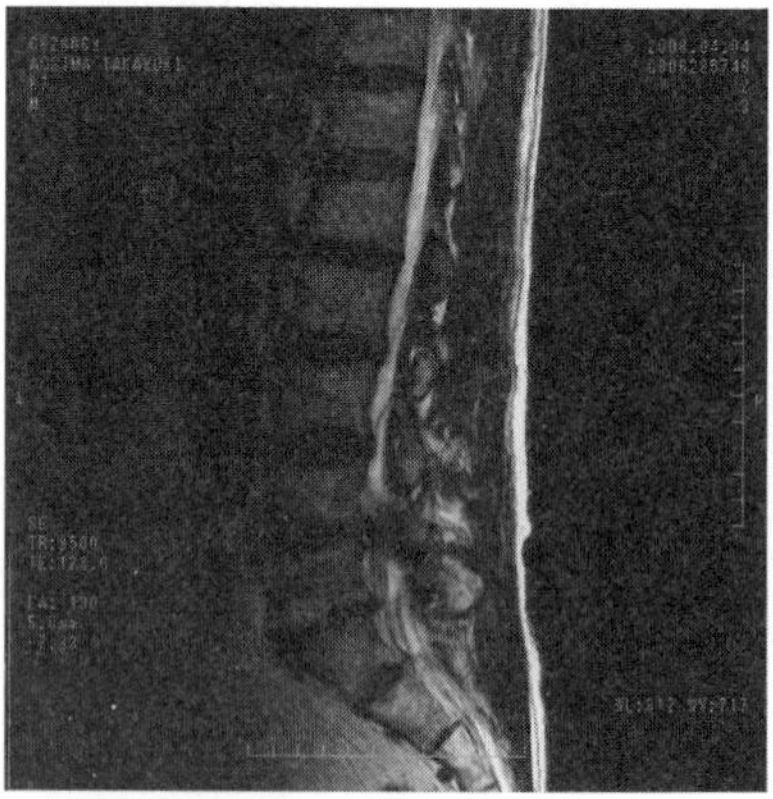

上は来院時の腰部のＭＲＩ画像。脊柱管狭窄が見られる。大殿筋と小殿筋に長期間トリガーポイント注射をした症例。

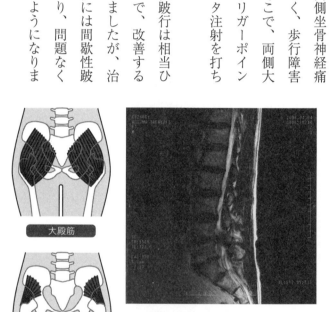

このように治療が長期に渡る場合もありますが、患者さん本人の「絶対に治したい」という強い意志で快方に向かいます。

case17

階段の上り下りがままならなかったが、3ヵ月で杖なしで歩けるように

変形性股関節症に長年苦しんできたGさん（女性・79歳）は、3つの整形外科で手術をすすめられていましたが、どうしても手術はしたくないとのことで来院されました。

来院時には、左股関節に強い痛みがあり、手すりがないと階段の上り下りもできないような状態でした。他院で撮影したレントゲンでは大腿骨骨頭に嚢腫《のうしゅ》があり、関節裂隙《れつげき》の狭小化も認められました。

そこで、左小殿筋、中殿筋にトリガーポイント注射を行うことにしました。

治療開始から3ヵ月ほどで、徐々に痛みが改善され、杖なしで歩けるようにまでなりました。現在は、歩きすぎた翌日などに股関節が少し痛むことはあるものの、日常生活にはまったく問題ないほどに回復されました。

このように股関節に変形があっても、一時的にできた殿部のトリガーポイントが原因で、股関節の痛みを引き起こすこともあるのです。

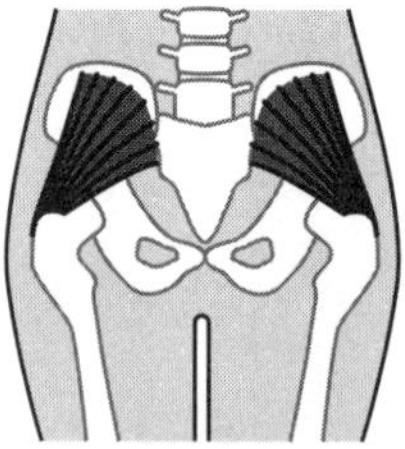

中殿筋

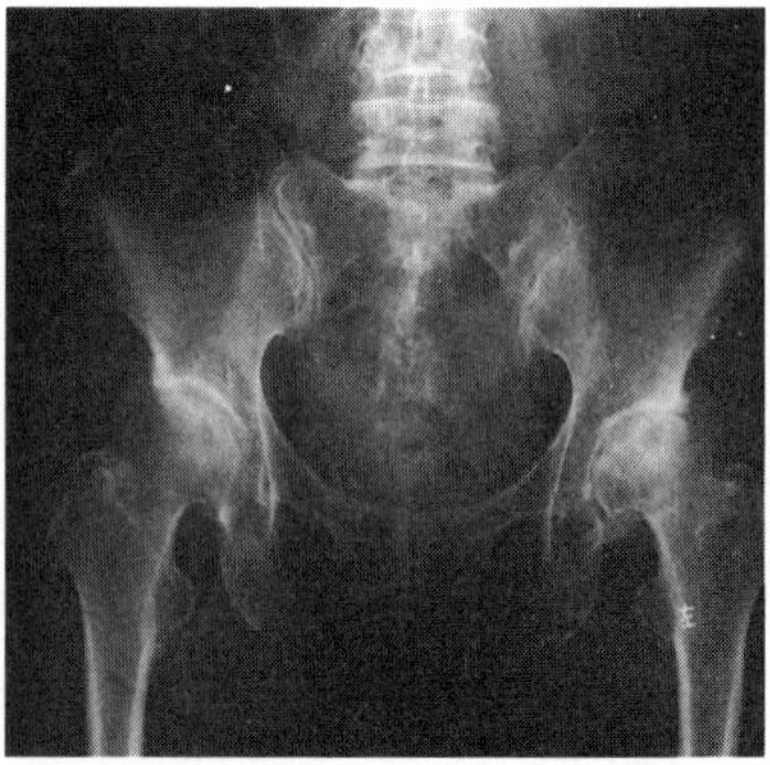

左変形性股関節症で、レントゲンに左股関節の関節裂隙の狭小化がみられる。左中殿筋、左小殿筋にトリガーポイント注射をして軽快した症例。

case18

50代で発症した変形性膝関節症のつらい膝痛が、トリガーポイント治療と漢方で改善

高齢者でなくても、変形性膝関節症になることがあります。Jさん（女性・56歳）は、変形性膝関節症で歩くとき、特に階段の上り下りがつらく、正座もできないとのことでした。

自宅近くの整形外科で週1回のヒアルロン酸の関節内注射のほか、膝に低周波、マッサージなども受けていたといいます。そうした治療を1年近く受けたものの、まったくよくならなかったため、知人の紹介で来院されました。

初診では関節内腫はありませんでしたが、レントゲンで内側関節裂隙の狭小化が見られたため、変形性膝関節症と診断がつきました。

そこで、内側広筋にプラセンタ注射とトリガーポイント注射を交互に打ち、トリガーポイントテーピングも同時に施しました。また、漢方薬の防已黄耆湯も処

方しました。防已黄耆湯はよぶんな水分を取り除く働きがあるためで、膝に水の溜まりやすい人などにはすすめています。

治療開始から2ヵ月ほどで歩行の問題はなくなったものの、階段を下りるときにまだ膝が痛むとのことだったため、プラセンタ注射を続けています。

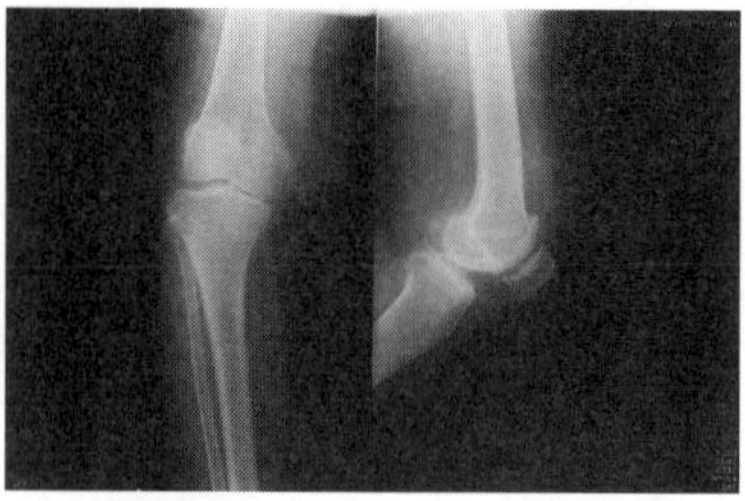

変形性膝関節症で、レントゲンに関節裂隙の狭小化が見られる。内側広筋にトリガーポイント注射をして軽快した症例。

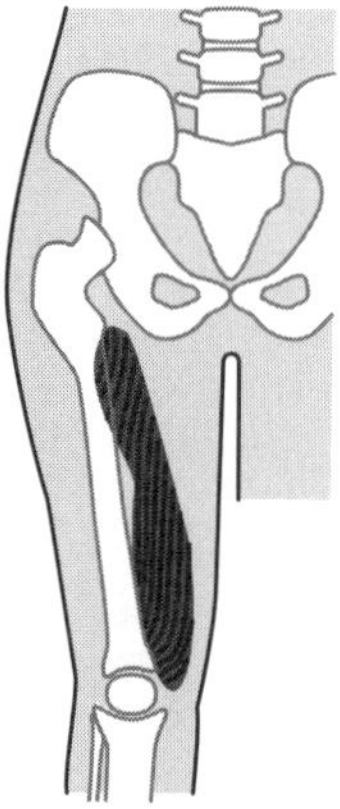

内側広筋

case19

「手術はしたくない」という思いから、トリガーポイント注射で腰椎すべり症が改善

Cさん（女性・89歳）は、1年前ほどから両下肢のしびれと腰痛に悩まされていました。

MRIによって第4、第5の腰椎すべり症と診断されたCさん。次ページの画像のように、すべり症で完全に脊髄が圧迫され、中断されているため、他院では手術しかないといわれたそうです。しかし年齢のことも考え、Cさんは手術はしたくないと拒否していました。

その後、整形外科、整骨院、鍼灸院など十数ヵ所を受診し、神経ブロックなど手術以外のあらゆる治療を試みるも、症状は軽快せず、当院を受診されました。

初診時に中殿筋と小殿筋に局部麻酔によるトリガーポイント注射をしたところ、ふらふらしていた歩き方が改善し、杖なしでも歩行できるようになりました。

両下肢のしびれは腓腹筋のトリガーポイント注射によって、少しずつ改善しています。

このように、MRIで見て脊髄が明らかに圧迫されている場合、どこの病院に行っても「下肢のしびれや頭痛は脊髄の圧迫が原因だから、圧迫を取り除く手術をするしかない」といわれ、あきらめてしまいがちです。

しかし意外にも、痛みやしびれの原因は脊髄ではなく、殿部や腓腹筋のトリガーポイントであるということもよくあるのです。MRIで脊髄の圧迫が著明だからといって、保存的治療をあきらめる必要はありません。

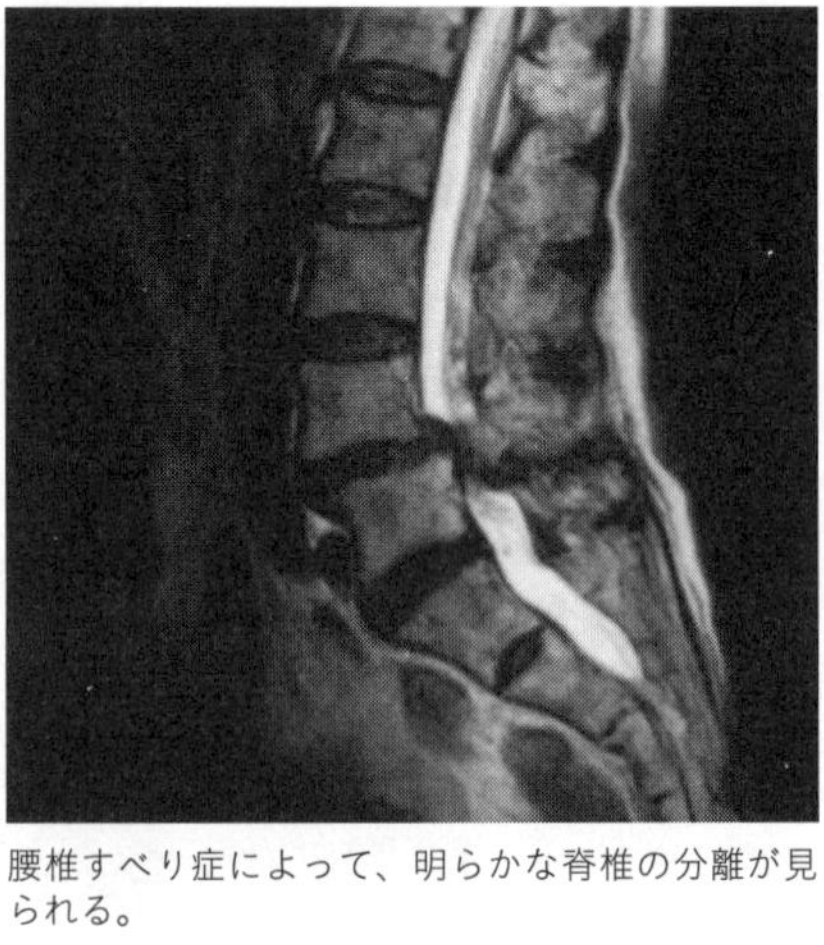

腰椎すべり症によって、明らかな脊椎の分離が見られる。

第4章

自分でできるトリガーポイントテーピング

症状・疾患別のトリガーポイントテーピング

◎ポイントは「筋肉を伸ばしたまま」テープを貼ること

それでは、実際にトリガーポイントテーピングのやり方を解説します。

腰痛がある場合、背骨菱形筋の両脇にある脊柱起立筋にトリガーポイントが生じていることが多いので、脊柱起立筋にテーピングを（164ページ参照）、坐骨神経痛がある場合、お尻にトリガーポイントが生じていることが多いので、中殿筋にテーピングを（162ページ参照）行います。

また、首や肩、腕にしびれや痛みを感じ、頸椎症と診断された人は、肩甲骨の内側にある菱形筋や、肩関節を支える棘上筋にトリガーポイントが潜んでいるケースが多いので、それぞれの筋肉に沿ったテーピングを行うとよいでしょう（166ページ参照）。

テーピングを行うときに注意するポイントは、該当する筋肉を伸ばした状態（皮膚が張った状態）で、テープを軽く伸ばしながら貼ることです。そうすると、筋肉を元に戻したときにテープにしわが入ります。それが理想的な貼り具合となります。

もし、テープを貼ってしばらくして

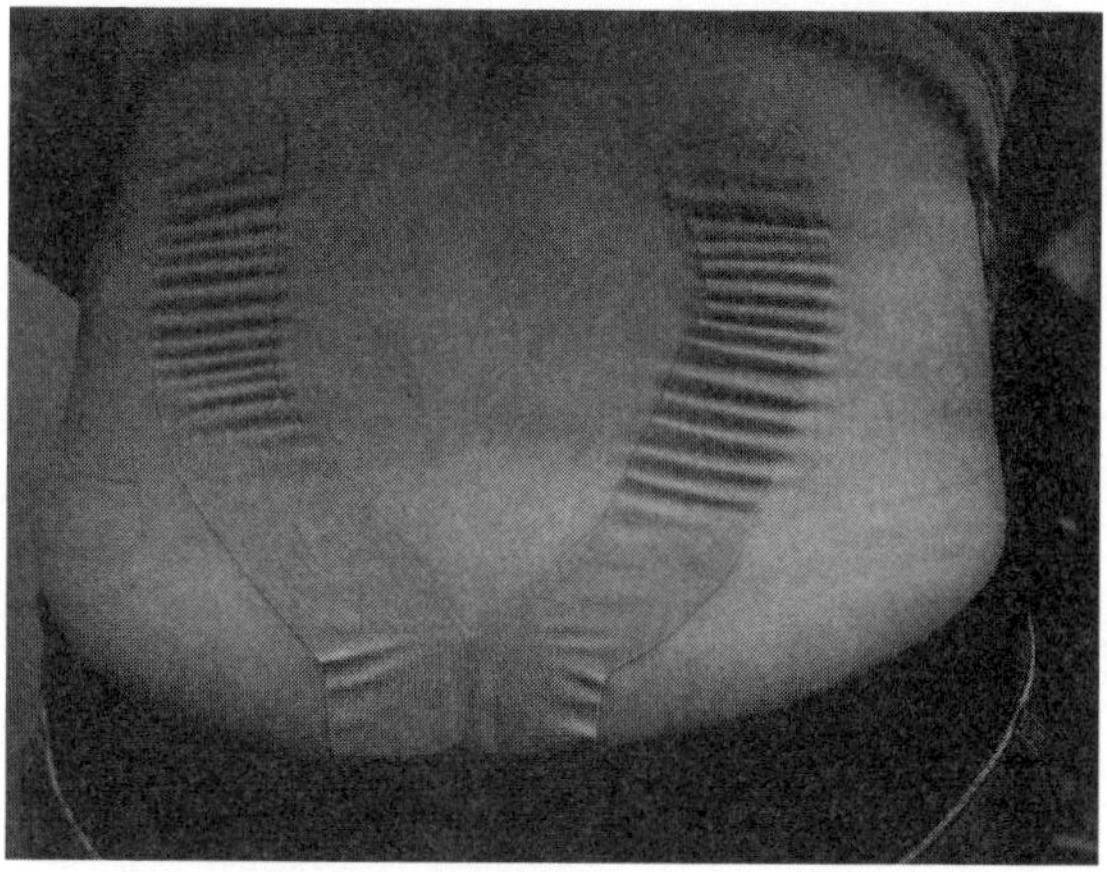

テープにしわが寄っている状態。

も、痛みやしびれにまったく変化が見られない場合は、貼る位置がずれているか、テープを伸ばしすぎている可能性があります。

何度か貼り直してみて、効果のある貼り方を見つけてください。あまり神経質にならなくても、だいたいの位置にテープを貼ればテーピングの効果は得られるはずです。背中など、手が届かない場合は誰かに手伝ってもらうとよいでしょう。

また、テープは粘着力が続くかぎり数日間貼り続けてもかまいません。粘着力が落ちてきたら交換してください。かゆみを感じたら我慢せずにはがし、治まってからまた貼ることをおすすめします。ご自身で肌の状態を確認しながら行ってください。

◎より効果的にテーピングを行う方法

トリガーポイントテーピングの基本的なやり方は説明しましたが、その効果をさらに高める方法も紹介しておきます。

それは、患部をいったん冷やしてからテーピングをする方法です。一時的に冷やして血管を収縮させておくことで、テーピングしたときに血流量が一気に増し、発痛物質をより早く洗い流すことにつながるのです。

当院では、医療用のアイスパックを用いていますが、なければ市販の冷却スプレーや保冷剤、ビニール袋に入れた氷を布で包んで患部に当ててもよいでしょう。やり方は、痛みのある部分を5分程度冷やしたら5分間休ませる、これを2、3回繰り返したあと、テーピングを行います。

この方法は、慢性化した腰痛、坐骨神経痛などにも有効ですが、ぎっくり腰や肉離れのような急性の痛みにもとても効果的です。

ただし、冷やしすぎには注意してください。

また、テーピングをしたままの状態でストレッチを行うことも、テーピングの効果をさらにアップさせるにはとてもよい方法です。筋肉ストレッチも筋肉の血流を増加させて柔軟性を高める効果があるので、一日に数回、１分ほど行ってみましょう。

坐骨神経痛の場合は、お尻の中殿筋を伸ばすイメージで側屈して、中殿筋が伸びているほうの足を、ゆっくり前後左右に動かします。

腰痛の場合は、前屈と後屈を交互に行い、脊柱起立筋を伸ばしたり縮めたりしてみてください。

首、肩痛の場合は、腕を体の前で交差した状態で、背中を丸めるようにして肩甲骨内側の菱形筋を伸ばしたり縮めたりしてみてください。

◎使用するテープと具体的な貼り方

トリガーポイントテーピングには、「キネシオテープ」という市販の伸縮性のあるテープを使用します。ドラッグストアやスポーツ用品店、通信販売などで販売されています。

　さまざまなサイズがありますが、一般的には5センチ幅のものが使いやすいでしょう。テーピング用のテープには関節固定用の伸縮性のないものも数多くあるので、購入する際は間違えないようにしてください。

　テープは素肌に直接貼ってください。衣類の上から貼っても効果はありません。

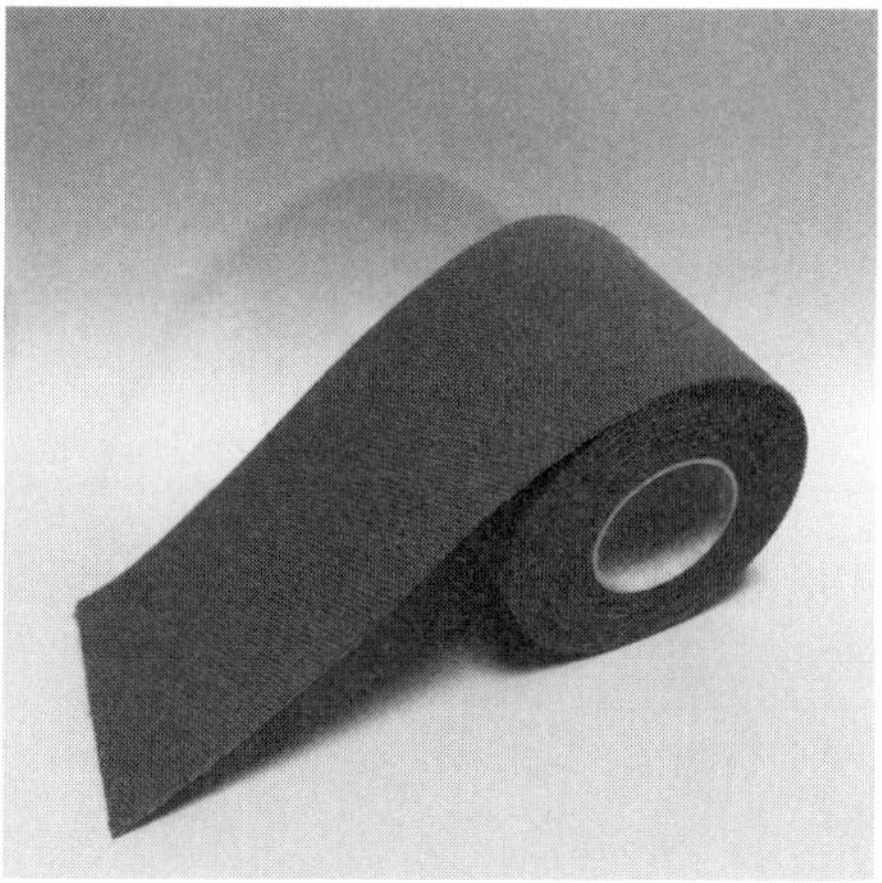

キネシオテープ（写真は5cm幅のタイプ）

◎腰痛と足に効くトリガーポイントテーピング

トリガーポイントテーピングは、部位によってさまざまな貼り方がありますが、まずは坐骨神経痛に効果のある中殿筋のテーピングと、腰痛に効果のある脊柱起立筋のテーピングから解説します。

中殿筋のテーピングは、お尻から足にかけての症状（足の痛みやしびれ、坐骨神経痛、間歇性跛行）に効果的で、脊柱起立筋へのテーピングは、主に腰痛を抑えるのに役立ちます。

まず、中殿筋のトリガーポイントテーピングです。

5センチ幅のキネシオテープを20センチほどの長さに切ります。次に、縦に15センチほど切り込みを入れ（端から5センチは残す）、Y字状にします。

Y字のテープができたら、痛むほうの足を上にして横になってください。そし

座骨神経痛のテーピング（中殿筋）

準　備

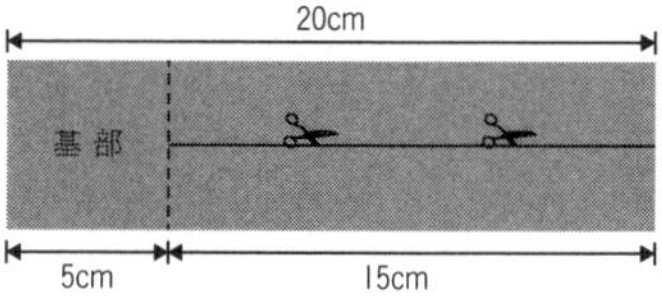

①5cm 幅のテープを 20cm の長さに切る。
②基部（切り込みのない部分）を 5 cm 残し、15cm の切り込みを入れる。

貼り方

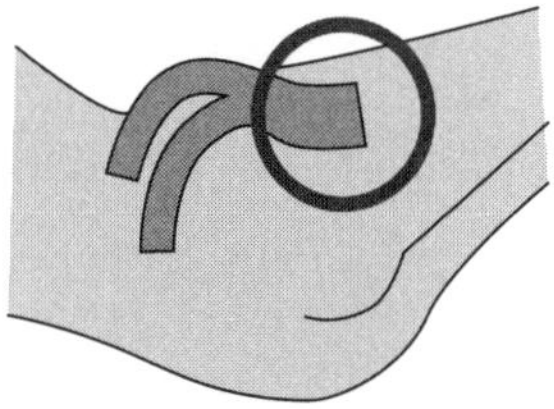

①痛むほうの足を上にして横向きに寝て、腰とひざを軽く曲げる。そのままの姿勢で Y 字テープの基部を大転子の上に貼る。

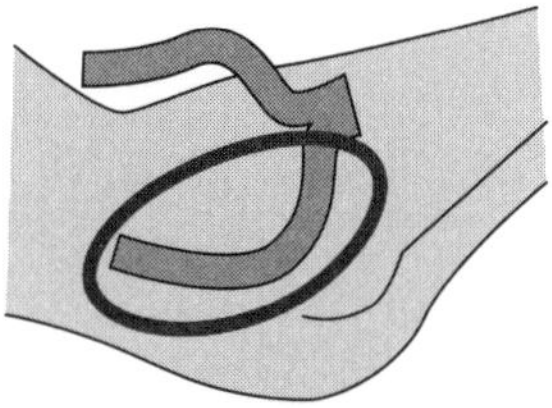

②体の後ろ側にくるテープを軽く伸ばしながら、お尻のカーブに沿って腰の中央部に向けて貼る。

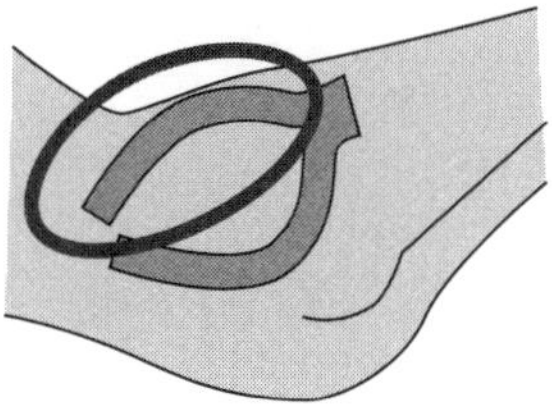

③体の前側にくるテープを軽く伸ばしながら、お尻のわきを包み込むように腰の中央部に向けて貼る。

て、大転子（太もものつけ根の外側面にある骨のでっぱり）から体の前側と後ろ側に分岐させて、お尻を包み込むようにしてテープを貼ります。

次に、脊柱起立筋のトリガーポイントテーピングです。

5センチ幅のテープを30センチほどの長さに切ったものを2本用意します。おじぎをするように上半身を前に倒した状態で、背骨の両脇にある脊柱起立筋に沿って2本のテープを貼ります。

このとき、テープを20～30％伸ばしながら貼るのがポイントです。元の長さが30センチですから、36～39センチくらいに引き伸ばすのが目安です。

中殿筋テーピングも脊柱起立筋テーピングも、ひとりで行うのはむずかしいので、誰かに手伝ってもらうとよいでしょう

腰痛のテーピング（脊柱起立筋）

準 備

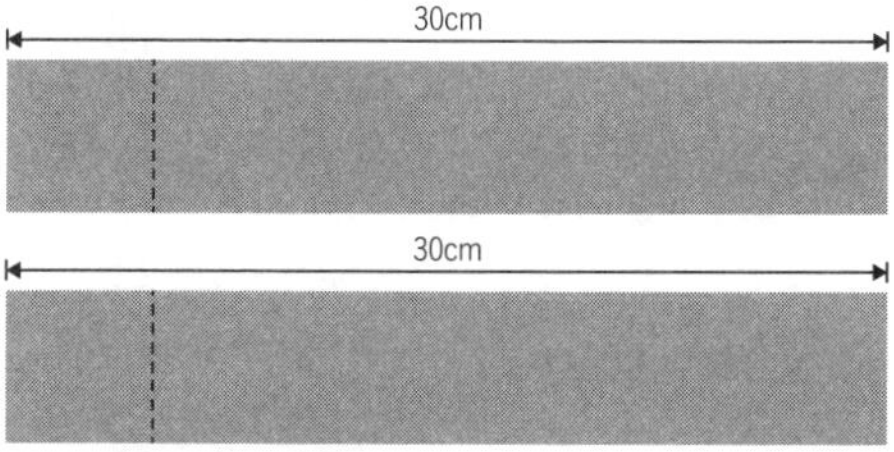

5cm 幅のテープを 30cm の長さに切ったものを 2 本準備する。

貼り方

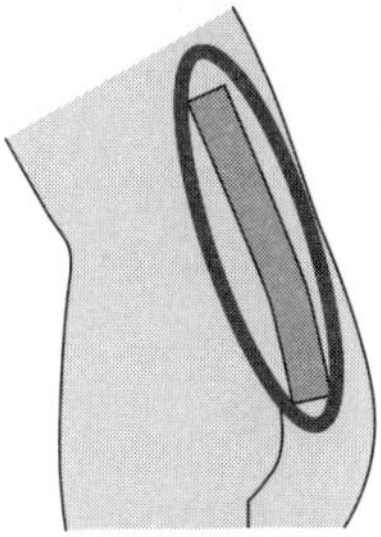

①上体を前に倒した姿勢で、腰骨（ベルトをする高さ）より約 5 cm 下、かつ痛みのあるところからまっすぐ下の位置にテープの一端を貼り、テープを軽く伸ばしながら背骨と平行に肩甲骨の約 5 cm 下まで貼る。

←下から貼っていく

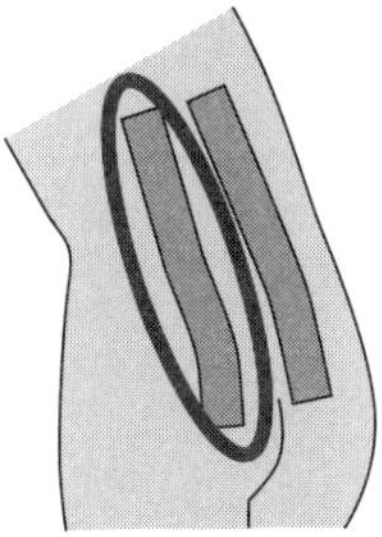

②2 本めのテープを反対側に同様に貼っていく。

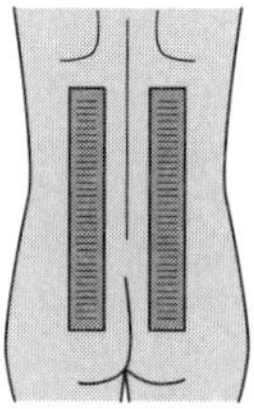

上体を起こしたときにテープにしわが寄るのが理想だが、個人差があるのであまり気にしなくてよい。

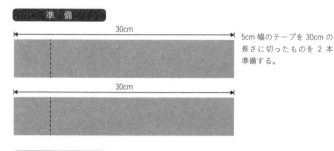

◎肩・腕にしびれや痛みがあるときのトリガーポイントテーピング

首や肩、腕にしびれや痛みを感じる場合は、菱形筋や棘上筋に沿ってテープを貼ります。

まず、5センチ幅のキネシオテープを用意してください。テープを20センチ程度の長さに切ります。次に、縦に15センチほど切り込みを入れます（端から5センチは残す）。これでY字状のテープができました。

テープを貼る前に、できるだけ肩をすぼめます。基部（切り込みのない部分）を肩の先に貼り、上側のテープを肩甲骨の上部に沿って貼っていきます。このとき肩のラインと平行になるようにします。

次に、下側のテープを肩先から斜め下に向かって貼ります。

肩・腕のしびれや痛みのテーピング（菱形筋・棘上筋）

準備

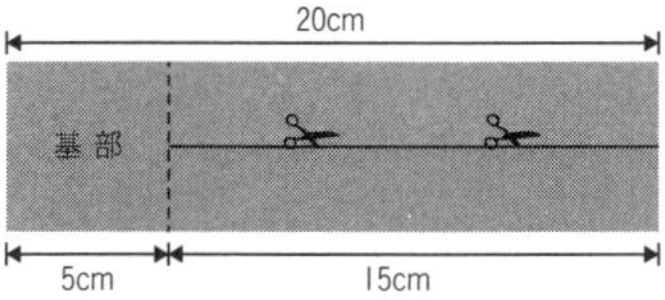

①5cm 幅のテープを 20cm の長さに切る。
②基部（切り込みのない部分）を 5 cm 残し、15cm の切り込みを入れる。

貼り方

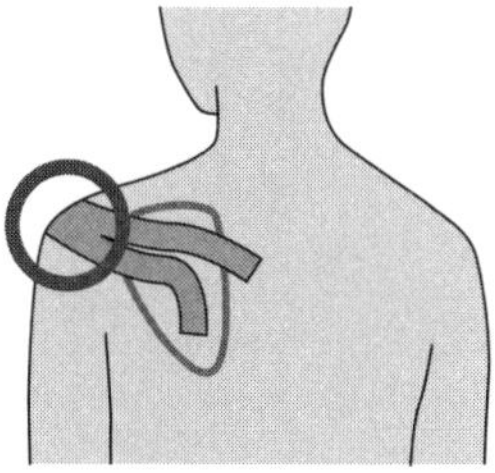

①できるかぎり肩をすぼめて、肩先にテープの基部を貼る。

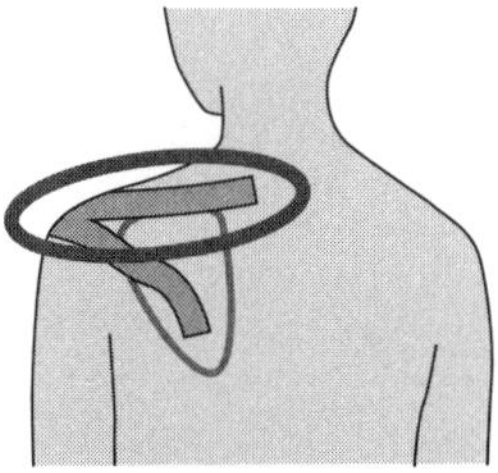

②上側のテープを肩甲骨の上部に沿って貼る。

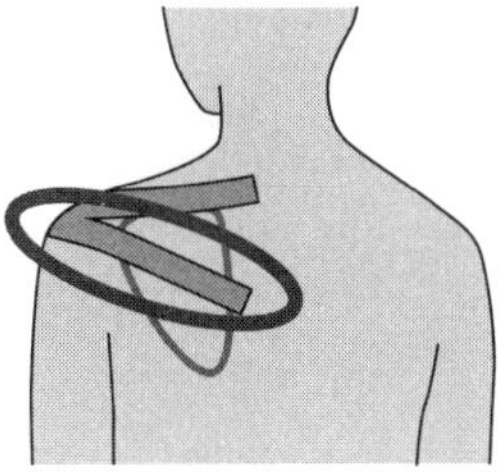

③下側のテープを斜め下に向かって貼る。

◎膝の痛みに効果のあるトリガーポイントテーピング

5センチ幅のキネシオテープを用意してください。テープを18センチ程度の長さに切ります。次に、縦に13センチほど切り込みを入れます（端から5センチは残す）。これでY字状のテープができました。

まず、膝を直角よりもひと足分前に出した状態にしてください。

そしてY字テープの基部を、膝の皿の下にある骨のでっぱった部分に貼って固定します。

次に、切り込みを入れた部分で膝の皿を囲むようにして貼っていきます。このとき、テープを引っ張りすぎないよう注意してください。足を伸ばしたとき、テープにしわがよっているのが理想です。

テープを貼るとすぐに痛みがやわらぐ場合が多いのですが、痛みに変化がなけ

膝の痛みのテーピング ❶

準　備

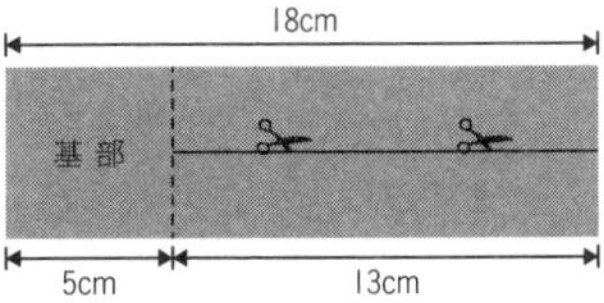

①5cm 幅のテープを 18cm の長さに切る。
②基部（切り込みのない部分）を 5cm 残し、13cm の切り込みを入れる。

貼り方

①椅子に座る。このとき直角よりも足ひとつ分だけ前に出す。

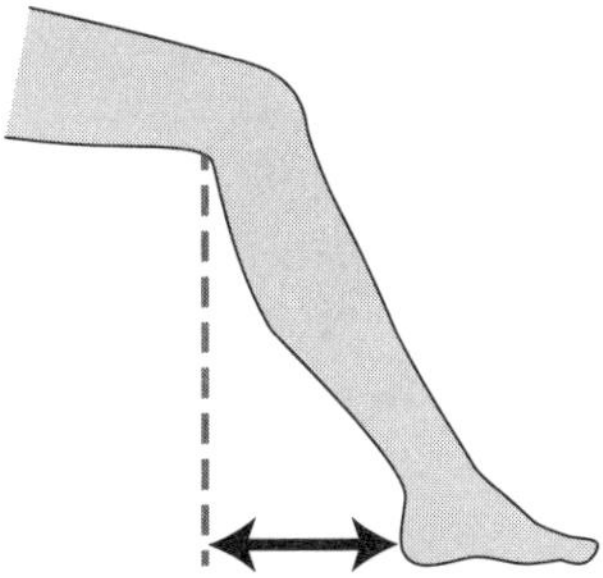

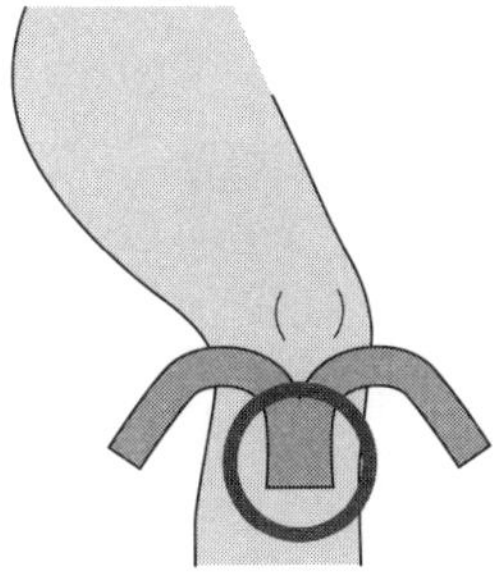

②膝の皿の下に Y 字テープの基部を貼る。

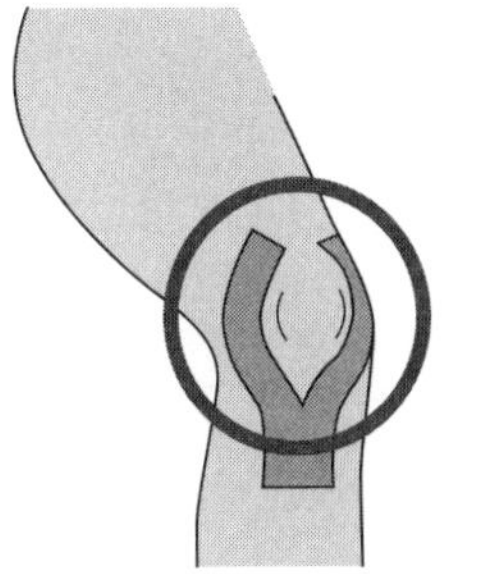

③膝の皿の外側に沿って、ゆるやかな曲線を描くように貼っていく。テープの端は太ももの少し上にくるようする。

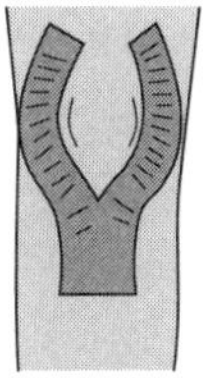

足を伸ばしたときにテープにしわが寄るとよい。

膝の痛みのテーピング❷

効力アップ2枚貼り！

準　備（2枚め）

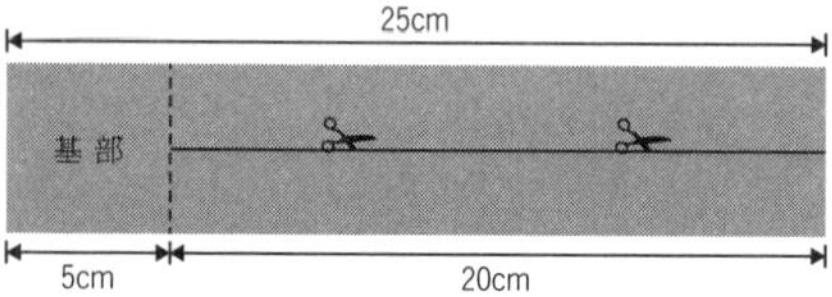

①5cm 幅のテープを 25cm の長さに切る。
②基部（切り込みのない部分）を5 cm 残し、20cm の切り込みを入れる。

貼り方

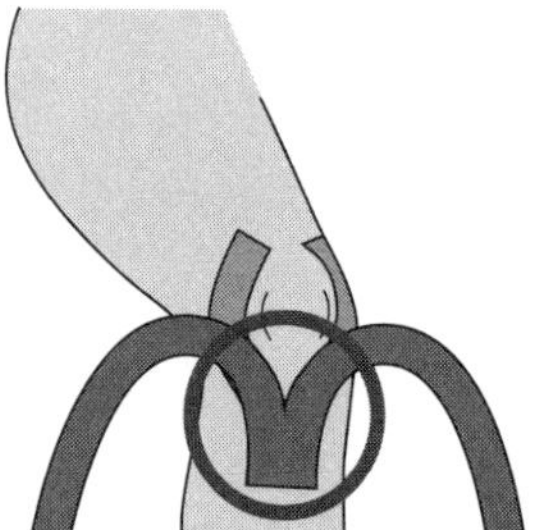

①あらかじめ、前ページで紹介した膝の痛みのテーピング❶を行う。先に貼ったテープの上から、2枚めのY字テープを貼る。まずは膝の皿の下に基部を貼る。

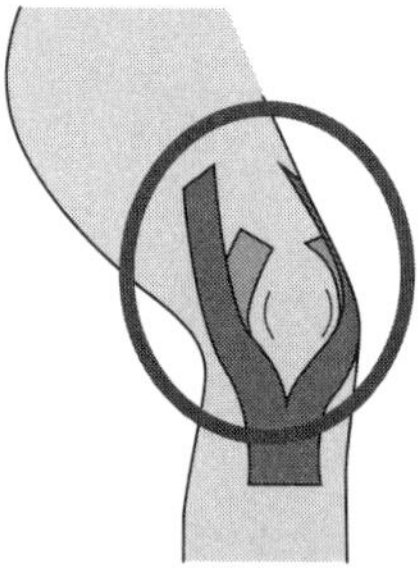

②膝の皿の外側に沿って、テープの端が太ももの上部に向かうようにして貼る。

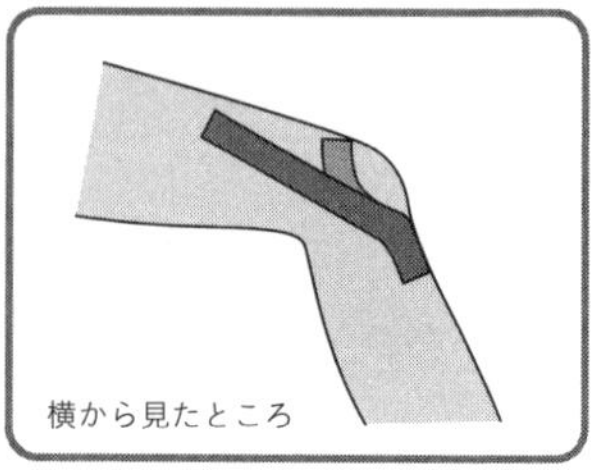

れば、上から長めのテープを貼ることをおすすめします。「効力アップ2枚貼り」と呼んでいます。

◎腱鞘炎や手根管症候群のトリガーポイントテーピング

続いて、腱鞘炎や手根管症候群による指、手首のしびれ、痛み、運動障害の症状が軽くなるトリガーポイントテーピングを解説します。

腱鞘炎と診断された人は、前腕部の屈筋郡（手のひらを上に向けたときに上になり、手首を曲げるのに必要な筋肉郡）にトリガーポイントができている場合が多いものです。

親指が痛む、動かしにくい人は親指側、小指が痛む人は小指側の前腕屈筋郡に、指で押すと痛みが走るトリガーポイントがないか、探してみてください。

トリガーポイントが見つかれば、そこにテーピングを行うことで痛みが改善されるはずです。また、腱鞘炎が疑われる人は、痛む指の腱鞘のケアも必要になります。

まず、手根管症候群のトリガーポイントテーピングです。

5センチ幅のキネシオテープを用意します。テープを前腕用（20センチ）、手首用（15センチ）に切ります。

テープを貼る部位は肌を清潔にしておいてください。

次に、手のひらを上に向けて手を外側に回転させたら、ひじの内側（小指側）から手首の外側（親指側）に向けて、前腕用のテープを引き伸ばさずにそのまま貼ります。

貼り終えたら手を戻します。

続いて、手のひらを上に向けて手首を反らせたら、手首の上を覆うように手首用のテープを横にして引き伸ばさずに貼り、反らせた手首を戻します。

前腕にできたトリガーポイントを指圧でほぐすと、さらに効果が高まります。

手根管症候群のテーピング

準　備

【前腕用】

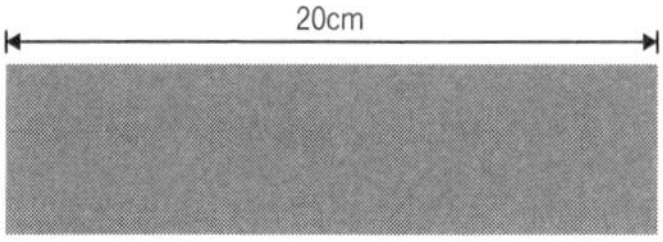

5cm 幅のテープを 20cm の長さに切ったものと 15cm の長さに切ったものを準備する。

【手首用】

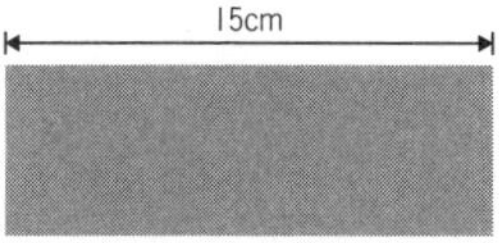

貼り方（右手の場合）

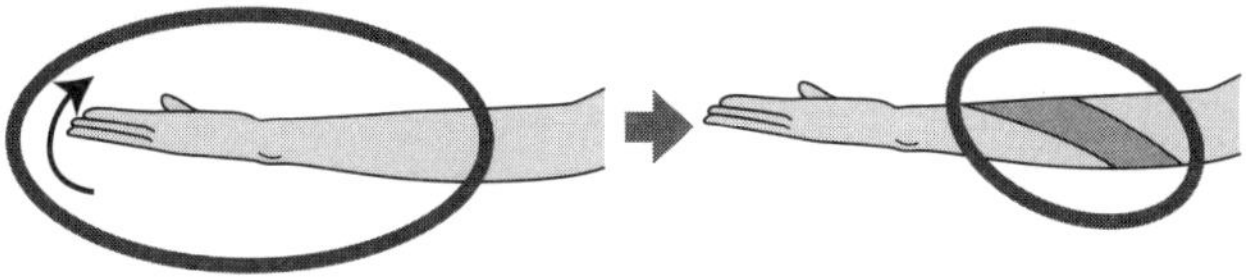

①手のひらを上に向け、手を外側に回転させてキープする。前腕用テープをひじの内側（小指側）から手首の外側（親指側）に向けて、引き伸ばさずに貼る。

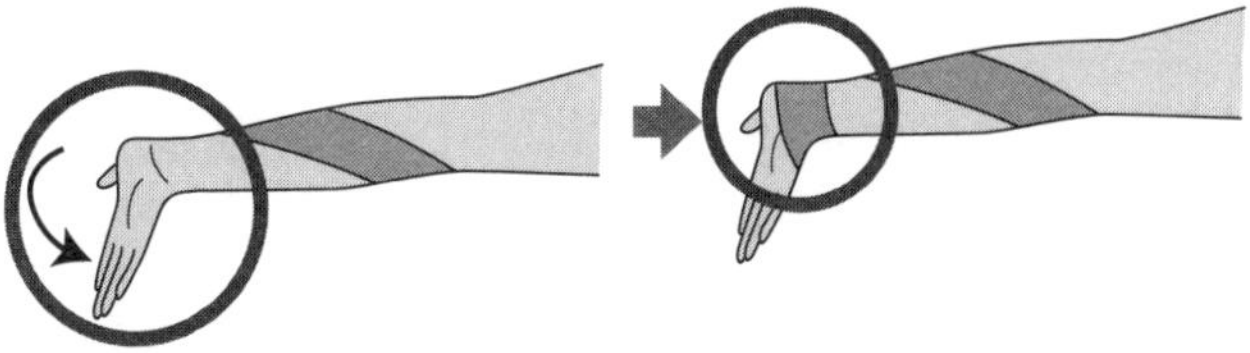

②手のひらを上に向け、手のひらを反らせてキープする。手首用テープを手首の上面を覆うように、引き伸さずに貼る。

次に、腱鞘炎のトリガーポイントテーピングです。

5センチ幅と2・5センチ幅のキネシオテープを用意します。それを前腕用（5センチ×20センチ）と、親指用（2・5センチ×15センチ）にカットしておきます。

手のひらを上に向けて、痛みを我慢できる範囲で親指を外側に反らせます。そのとき親指が曲がらないように注意します。

そのまま親指の腹に親指用のテープを貼ったら、親指のつけ根から手首の下あたりまでテープを貼ります。テープは引き伸ばさずに貼り、貼り終えたら親指を自然な状態に戻してください。

続いて、また手のひらを上に向け、痛みを我慢できる範囲で手首を下に向かって反らせます。

その状態のまま、手のひらの下半分（親指寄り）に前腕用のテープを貼り、そのまま手首からひじの裏に向かって残りのテープを貼ります。このときもテープは引き伸ばさず、貼り終えたら自然な状態に戻してください。

腱鞘炎のテーピング

準　備

【前腕用】

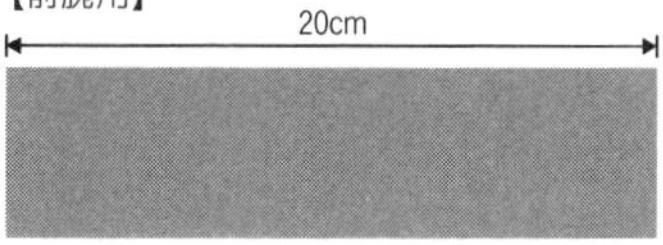

5cm 幅のテープを 20cm の長さに切ったものと 2.5cm 幅のテープを 15cm の長さに切ったものを準備する。

【親指用】

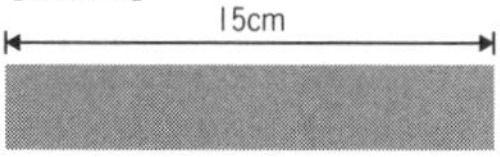

貼り方（右手の場合）

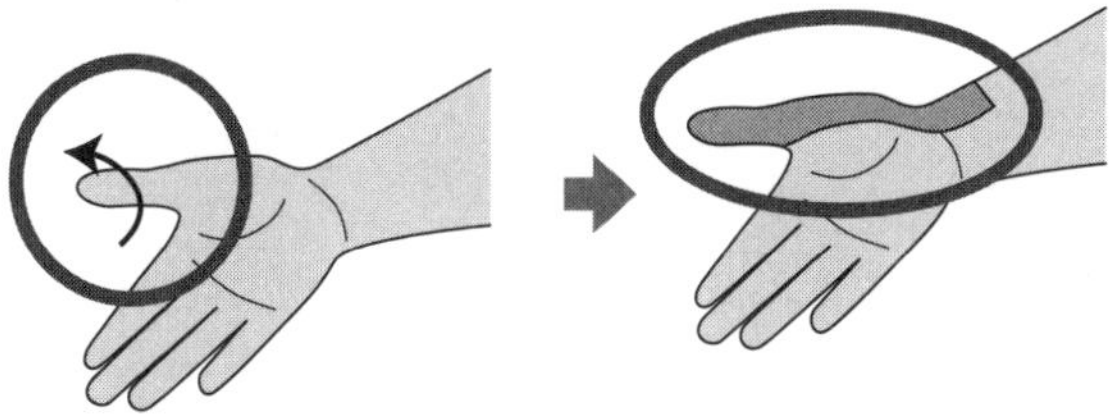

①手のひらを上に向け、親指をできるだけ外側に反らせる。このとき親指が曲がらないよう注意する。親指用テープの一端を親指の腹に貼り、親指の付け根を通って手首の下までテープを引き伸ばさずに貼っていく。

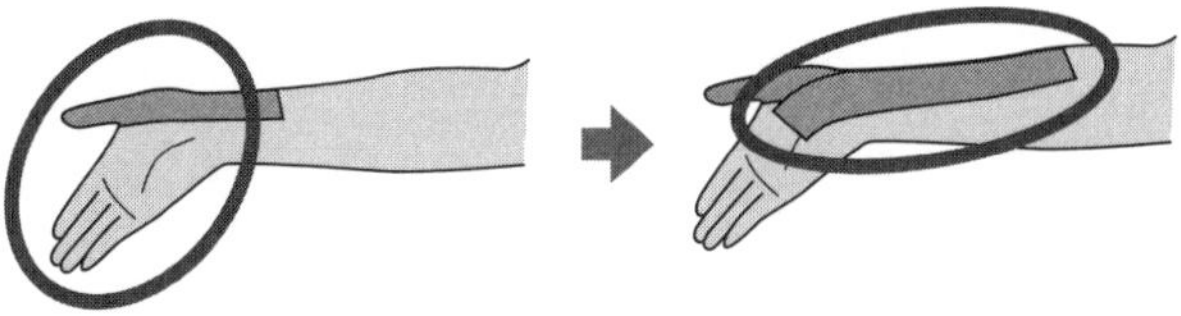

②手のひらを上に向け、手のひらを反らせてキープする。前腕用テープの一端を手のひらの下半分（親指寄り）に貼り、手首を通ってひじ裏に向け、引き伸さずに貼っていく。

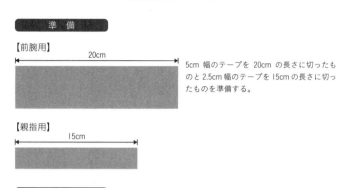

こちらも、前腕にできたトリガーポイントを指圧でほぐすとさらに効果が高まります。

◎ポイントは「関節を反らせた状態で」テープを貼ること

腱鞘炎と手根管症候群のトリガーポイントテーピングで重要なのは、痛みを我慢できる範囲で関節を反らせたり、筋肉を伸展させたりした状態でテープを貼ることです。

たとえば、親指にテープを貼るときは、親指をしっかり反らせてください。手首に張るときも手首をグッと反らせた状態でテープを圧着します。

実際に試すと実感できると思いますが、テープを貼ってから反らせた親指や手首を自然な状態に戻すと、その部分の緊張がとけ、すぐに親指や手首の痛みやしびれがやわらぐはずです。

早い人では、数日も続ければ痛みやしびれ、運動障害などが目に見えて改善します。ばね指がよくなることも少なくありません。

トリガーポイントテーピングのよいところは、おおよその位置にテープを貼れば、充分な効果が得られることです。

腱鞘炎や手根管症候群の症状にお悩みの方は、ぜひ試してみてください。なお、はがすときは、ゆっくりとやさしく、乱暴にはがさないよう注意してください。

その他の症状のトリガーポイントテーピング

トリガーポイントテーピングは、腰痛や膝の痛み、腱鞘炎や手根管症候群だけでなく、さまざまな症状に効果を発揮します。ここでは、それらの例をいくつか紹介しておきます。

まず用意するものと共通のポイントをまとめておきます。

◎用意するものと共通のポイント

市販されている5センチ幅のキネシオテープを用意してください。伸縮性のないテープだと効果が出ないので、必ず伸縮性のあるキネシオテープを使ってください。

貼るときのコツは、あまり伸ばさず、肌にテープを乗せていくイメージで貼ることです。また、患部の皮膚を伸ばした状態で貼ってください。自然な状態に戻したときにテープにしわが寄っているのが理想です。

◎脚のつり

キネシオテープを40〜50センチにカットします。縦に切り込みを入れ、最後の5センチだけを残してY字なるようにします。2つに分かれた部分でふくらはぎを包み込むように筋肉の両側に貼ります。足首を曲げて行うと、患部の皮膚が伸びて上手に貼れます。左右のテープの先端が同じ高さになるようにしてください。

うつぶせになって膝と足首を直角に曲げて誰かに貼ってもらうか、低い台に下肢を乗せて膝と足首を曲げて貼るのがコツです。

◎ふくらはぎの肉ばなれ

「脚のつり」のテーピングをした上から、横にテープを重ねて貼ります。テープは5センチ幅のまま使用してください。長さはふくらはぎに合わせ、縦に貼ったテープにかかる程度で大丈夫です。痛みの範囲が広い場合は、追加して貼ってもかまいません。

◎足首のねんざ

30センチにカットしたテープを1本、15センチにカットしたテープを1本、計2本用意します。どちらも縦に切り込みを入れ、5センチだけ残しY字状にします。

足のトラブルのテーピング

準備

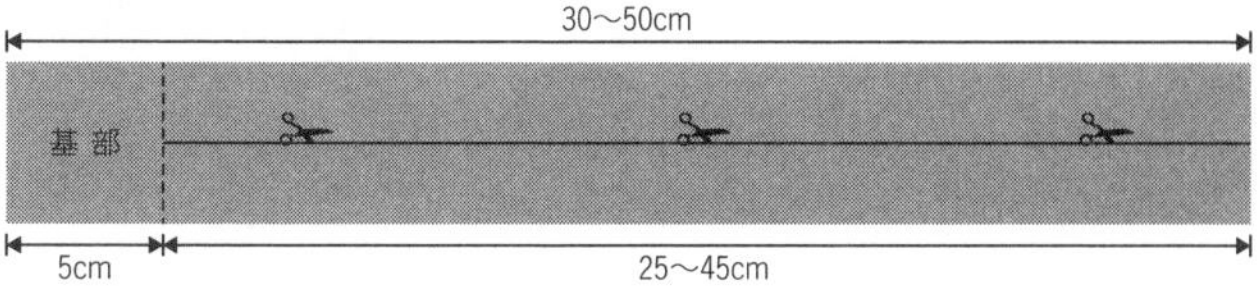

①5cm 幅のテープを患部に合わせて 30〜50cm に切る。
②基部（切り込みのない部分）を 5 cm 残し、切り込みを入れる。

貼り方

脚のつり

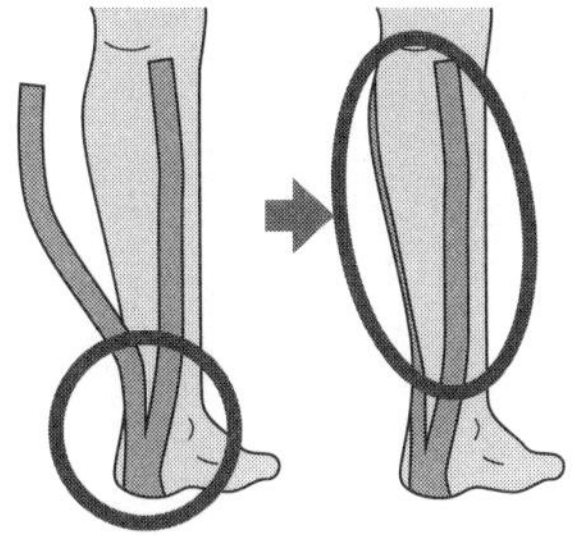

かかとに Y 字テープの基部を貼り、引き上げるようにしてふくらはぎを包むように筋肉の両側に貼る。

ふくらはぎの肉ばなれ

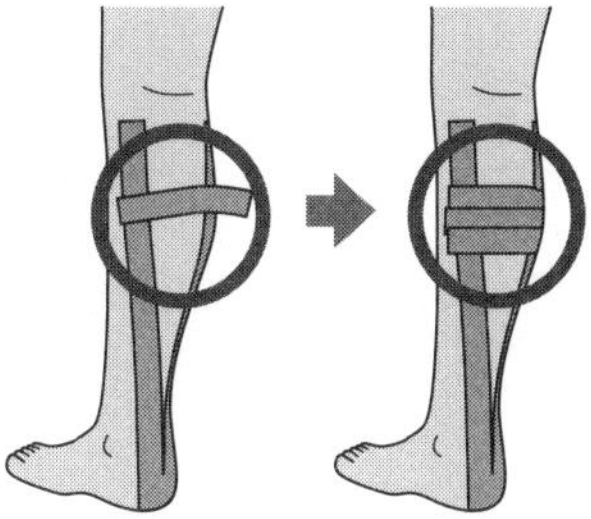

脚のつりのテーピングの上から、テープを追加してふくらはぎの横に貼る。患部に合わせて３本ほど貼ってもよい。

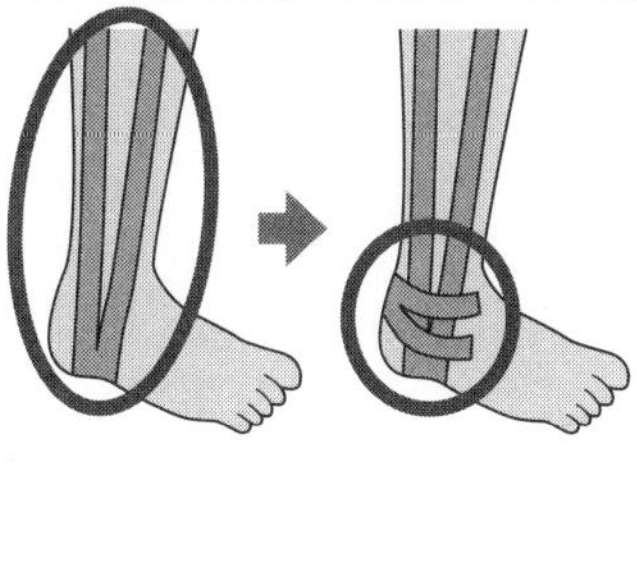

足首のねんざ

長いほうの Y 字テープの基部をくるぶしの下に貼り、上に向かって貼っていく。次に短いほうの Y 字テープを、アキレス腱の内側から囲むように貼る。

まず長いほうのテープの基部をくるぶしの下あたりの足の裏に貼り、2つに分かれた部分を上に向かって貼っていきます。次に短いほうのテープの基部をアキレス腱の内側に貼り、2つに分かれた部分をアキレス腱を囲むようにくるぶしの上下に向けて貼ります。貼り終わったとき、4本のテープでくるぶしを囲んでいる状態にします。足首と膝を曲げて行うと、上手に貼れます。

◎足首の外側のねんざ（外反捻挫）

40センチのY字テープと、20センチのY字テープを準備します。40センチのY字テープの基部を土踏まずに貼り、固定します。このとき、横になって脚を伸ばしたほうが貼りやすいです。次に足先を持ち上げ、2つに分かれたいっぽうのテープをくるぶしのあたりからすね前部にかけて貼っていきます。続いてもういっぽうのテープを、ふくらはぎの裏側に沿って貼ります。

足首の外側のねんざのテーピング

準 備

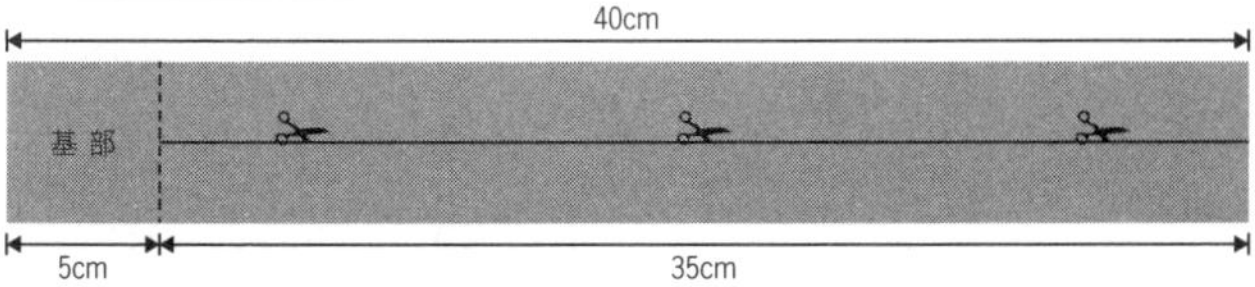

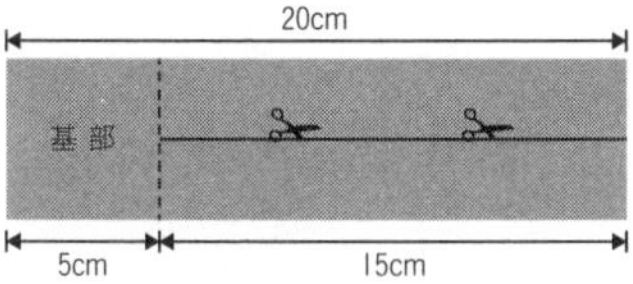

①5cm 幅のテープを 40cm、20cm の長さに切る。

②基部（切り込みのない部分）を 5 cm 残し、それぞれ 35cm、15cm の切り込みを入れる。

貼り方

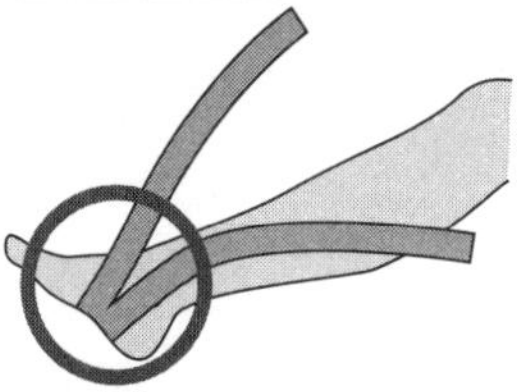

①長いほうの Y 字テープの基部を外側（小指側）から土踏まずに貼る。

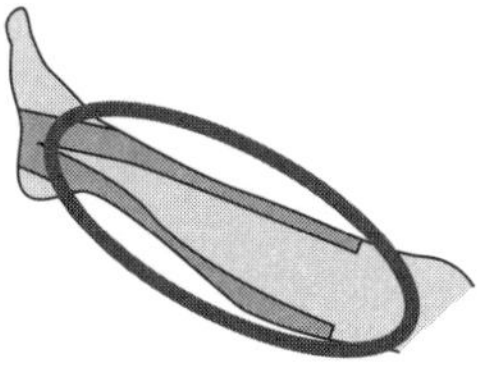

②前のほうにくるテープをくるぶしあたりからすね前部にかけて貼り、後ろのほうにくるテープをふくらはぎの裏側に沿って貼っていく。

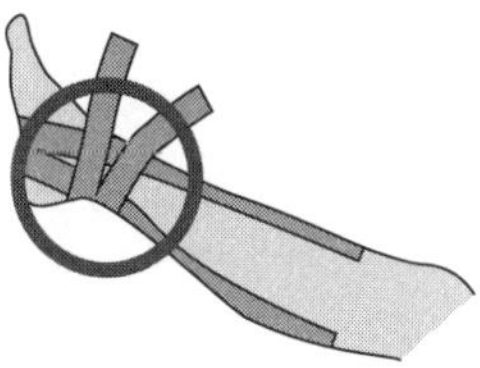

③短いほうの Y 字テープの基部を足首の裏側（アキレス腱側）に貼る。

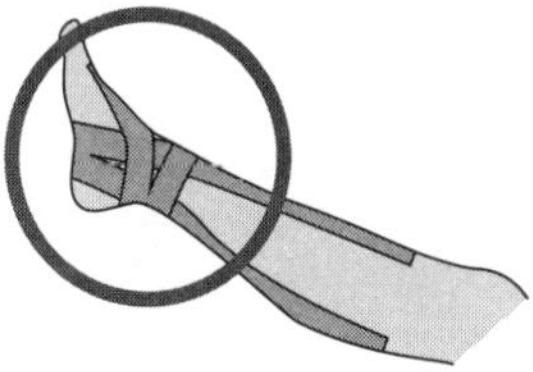

④一方は足首に巻くように、もう一方は足指の先端に向けて貼っていく。

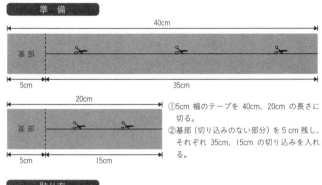

次に、20センチに切ったもう1本のY字テープの基部を足首のつけ根の裏側（アキレス腱側）に固定します。いっぽう（上にくるほう）は足首に巻くように貼ります。もういっぽうは、足指の先端に向けて貼っていきます。

◎腰痛、ぎっくり腰（背骨の痛みからくる場合）

テープを30センチと15センチにカットします。30センチのテープは縦に切り込みを入れ、最後の5センチだけ残してY字状にします。

まっすぐに立って、Y字テープの基部を尾骨の数センチ上、腰の骨の上に貼ります。次に上体を前に曲げ、2つに分かれたテープのいっぽうを背骨の横に貼ります。同じようにもういっぽうのテープも背骨を挟んで反対側に貼ります。上体を戻してしわがよっているのが理想です。さらに、もう1度上体を曲げ、さきほど貼ったテープの上から横に短いほうのテープを貼ります。

腰痛のテーピング（背骨の痛みからくる場合）

準　備

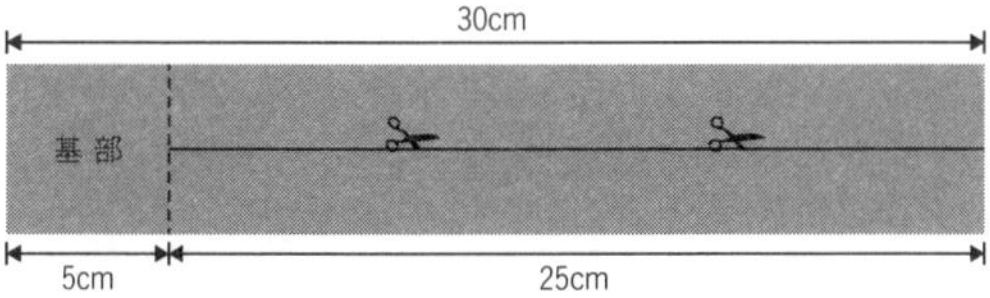

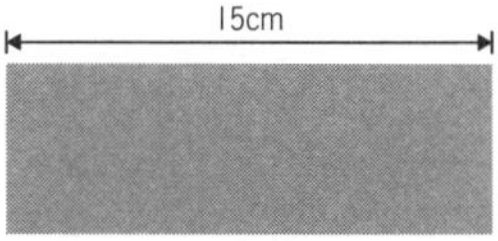

①5cm 幅のテープを 30cm の長さに切る。
②基部（切り込みのない部分）を 5 cm 残し、25cm の切り込みを入れる。
③5cm 幅のテープを 15cm の長さに切る。

貼り方

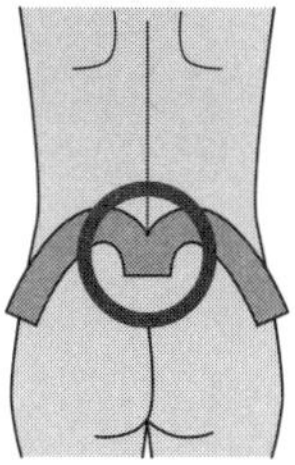

①まっすぐに立って、Y 字テープの基部を尾骨の数センチ上、腰の骨の上に貼る。

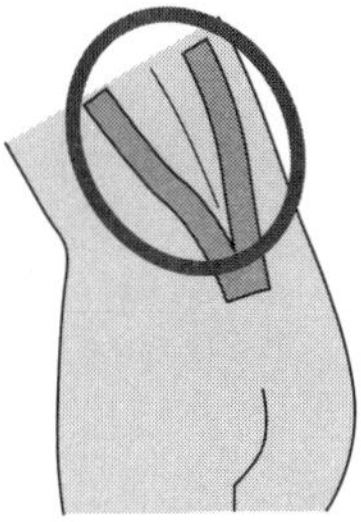

②上体を倒し、それぞれのテープを背骨の横に沿って貼っていく。

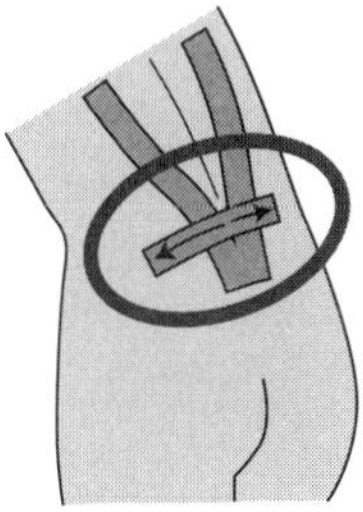

③短いほうのテープを腰の痛む部分に当て、中心から左右に貼っていく。

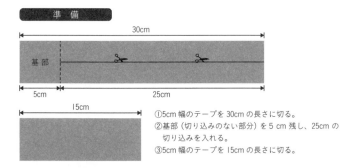

トリガーポイントテーピングQ＆A

Q. お風呂に入るとき、テープはどうするのですか？

A. 特にはがす必要はありません。テープを貼ったまま湯船につかっても、数日間は粘着力がもちますので、お風呂から出たらテープの上から軽く水気を拭き取ってください。粘着力が弱くなってはがれてきたら、貼り替えてください。

Q. 腰と足、どちらも痛い場合はどうしたらいいでしょうか？

A. トリガーポイントテーピングそのものには薬効成分などは一切含まれていませんので、腰と足に症状がある場合、両方に貼っても副作用が出る心配はありません。様子をみながら、試してみてください。

Q. 上手に貼れているかどうか、どうすればわかるのでしょうか？

A. 腰痛や膝の痛みの場合、貼るときのコツは、腰や膝を曲げ、腰やお尻の筋肉を伸ばした状態でテープを貼ることです。そのときにテープを軽く引っ張ってから貼ってください。体を戻したときにテープにしわができていれば、うまく貼れています。しばらくしても痛みやしびれに変化がない場合は、位置を少しずらして効果のある場所を探ってみてください。

おわりに

整形外科医になってから約40年、開業してから27年になります。

勤務医時代は、ほかの整形外科医と同じように、腰椎椎間板ヘルニア、脊柱管狭窄症、変形性膝関節症、膝の半月板損傷、変形性股関節症などの手術を数多く行ってきました。しかし、開業してからは大きな病院と違って手術もできないため、いろいろな痛みをかかえる患者さんの苦痛をどうしたら取り除くことができるのか、試行錯誤の連続でした。

幸いといいますか、私は医師としての変なプライドも持ち合わせておらず、頭もやわらかいほうなので、医師であることを隠してテーピングを習いに行くなど、よさそうなものがあれば臆せず治療に取り入れてきました。

その結果、たどりついたのが本書で紹介した、トリガーポイント注射、トリガーポイントテーピング、プラセンタ注射という3つの治療です。これらはすべて、日々患者さんと接する中で、患者さんから教えていただいたことでした。

また、これらの治療で実際によくなっていく患者さんたちを目の当たりにし、教科書に書いていることや、先輩から指導されたこと、研究会や学会での発表論文などが果たして本当に正しいのか、疑問を持つようになったのです。むしろ私たちが持つ自然治癒力を邪魔しているのではないかと考えるようになりました。

手術したのに痛みはとれないのはなぜか、MRIで椎間板が神経を圧迫しているのに、トリガーポイント注射だけで手術もせずに治ってしまうのはなぜか。プラセンタ注射でさまざまな症状がよくなるのはなぜか……。

自分で治療していながら、本当に不思議なことだと感じていました。

ただ、どれもいわゆるエビデンス（臨床結果などの科学的根拠、その治療がよいとされる証拠、根拠など）がないものばかりです。ですから、これらの治療法は私ひとりでかかえて、ひっそりと治療を続けていればいいかと思っていたのです。

ところが、数年前に金沢で開業されている加茂淳先生の書籍に出会い、私と同じことを考えている医師がいたことに衝撃を受けると同時に、私がしてきたことは間違っていなかったと気づかされたのです。そして、加茂先生は論理的に、痛みの原因は筋肉にできたトリガーポイントであることを力説されていたのです。

それからは、私も患者さんに自信をもって説明することができるようになり、手術をしたくない患者さんの手助けをしてきました。

日常の診療をしていると、患者さんからたびたび次のような質問をされることがあります。

「これって単なる痛み止めの麻酔薬やプラセンタエキスを注射しているだけで、根本的な治療ではなく、一時的な治療にすぎませんよね。だから注射をしても、時間が経てばまた痛みが出てくるのではないですか?」

こういった質問に対しては「根本的な治療とはいったい何ですか?」と問いたいのです。変形した骨、飛び出した軟骨、狭くなったところを手術で治すことが、根本的な治療でしょうか？　たしかに注射やテーピングなどは一時的に痛みを取り除く治療法です。しかし、痛みがない状態を何回か身体に覚え込ませることで、人間が本来持っている自然治癒力を呼び起こすことを期待しているのです。

注射やテーピングは、自然治癒力を呼び起こすひとつの手段です。「治す」ということは、骨や軟骨がどんな形であろうとも、日常生活に不自由なく、痛みがなくなることが根本的治療であると、私は考えています。

医療の発達のおかげで、整形外科の現場ではＭＲＩ、ＣＴ、関節鏡が普通の検査のように行われています。そして多くの整形外科医が、画像を見て痛みやしびれの原因だと決めつけます。私がまだ駆け出しだった40年ほど前は、そうした画像の検査はほとんど行われていませんでした。脊柱管狭窄などもいまほど症例がなく、整形外科の開業医たちは、何本も注射器を並べて治療していました。いま考えれば、トリガーポイント注射と同じことをしていたのでしょう。

検査機器が発達しすぎることで、つい画像に頼ってしまいよけいな病気をみつけてしまうという弊害もあります。腰痛や坐骨神経痛、膝痛、肩痛などは、もっと単純で、身近なところに本当の原因があるということを見落としているのです。本文でも例をあげたように、ＭＲＩで腰椎の脊髄が狭くなっていても、悲観することはありません。手術しなくても治る可能性が充分にあるからです。

そして、固定観念にとらわれているかつての私のような整形外科医にも、本書を読んでもらいたいと思います。ひとりでも多くの整形外科医が本当の痛みの原因に気がつけば、しなくてもいい検査や手術も減り、何よりも患者さんのためになるのではないかという思いで、本書を執筆いたしました。

一介の開業医にできることはかぎられていますが、痛みに苦しむ患者さんが、少しでもその苦しみから解放される一助となれば幸いです。

２０１８年１月

清水泰雄

〈参考文献〉
『トリガーポイントブロックで腰痛は治る！』（加茂淳 著／風雲舎）
『その腰・肩・ひざの痛み治療はまちがっている！』（加茂淳 著／廣済堂出版）
『ビジュアルでわかるトリガーポイント治療』（Simeon Niel-Asher 著／緑書房）
『医師たちが選んだプラセンタ療法』（影山司 著／現代書林）
『プラセンタ医療の現場から——実践医 14 人の証言』（影山司 著／現代書林）
『症状・疾患別 キネシオテーピング法（上巻・下巻）』（加瀬建造 著／医道の日本社）

椎間板ヘルニア・脊柱管狭窄症・変形性膝関節症・坐骨神経痛
その痛み、手術しなくても治ります！

2018 年 3 月 1 日　初版第 1 刷

著　者 ———————— 清水泰雄《しみずやすお》
発行者 ———————— 坂本桂一
発行所 ———————— 現代書林
〒 162-0053 東京都新宿区原町 3-61 桂ビル
TEL ／代表 03（3205）8384
振替 00140-7-42905
http://www.gendaishorin.co.jp/

カバーデザイン ——— 吉崎広明（ベルソグラフィック）

印刷・製本　㈱シナノパブリッシングプレス
乱丁・落丁本はお取り替えいたします。

定価はカバーに
表示してあります。

ISBN978-4-7745-1690-5 C0047